Mosaik bei
GOLDMANN

Buch

Die Pflanzenheilkunde hat eine lange Tradition, und viele Pflanzen und Kräuter haben ein breit gefächertes Wirkungsspektrum, das heute auch von wissenschaftlicher Seite bestätigt wird. Der Heilpraktiker Wolfgang Möhring hat in diesem Buch eine Hitliste der zehn wichtigsten Heilpflanzen, die vor unserer Haustür wachsen, erstellt und ihre Anwendungsgebiete und -formen genau beschrieben. Ein Beschwerdenteil von A bis Z führt über 50 verschiedene Krankheitsbilder auf, so dass Sie schnell das richtige Heilkraut finden. Zudem erfahren Sie alles über die Zusammenstellung einer Hausapotheke, über Lagerung und Grenzen der Selbstmedikation sowie die wichtigsten Bezugsquellen, wenn Sie nicht selbst die Möglichkeit haben, einen eigenen Kräutergarten anzulegen.

Autor

Wolfgang Möhring ist ausgebildeter Naturheilpraktiker und Sachbuchautor. Schwerpunkt seiner Tätigkeit bilden Pflanzenheilkunde, chinesische Medizin und Haltungstherapie. Seine langjährige Beschäftigung mit der Naturheilkunde, der traditionellen chinesischen Medizin sowie Autosuggestions- und Antistresstechniken machen ihn zu einem Experten auf dem Gebiet der Krankheitsprophylaxe.

Wolfgang Möhring

Die zehn besten heimischen Heilpflanzen

Ihre Wirkung bei Beschwerden
Anleitung zur Anwendung

Mosaik bei
GOLDMANN

FSC
Mix
Produktgruppe aus vorbildlich bewirtschafteten Wäldern und anderen kontrollierten Herkünften

Zert.-Nr. SGS-COC-1940
www.fsc.org
© 1996 Forest Stewardship Council

Verlagsgruppe Random House FSC-DEU-0100
Das für dieses Buch verwendete FSC-zertifizierte Papier *Munken Print* liefert Arctic Paper Munkedals AB, Schweden.

1. Auflage
Vollständige Taschenbuchausgabe Februar 2007
Wilhelm Goldmann Verlag, München,
in der Verlagsgruppe Random House GmbH

Dort erschienen unter dem gleichnamigen Titel
und der Nummer 11410
Umschlaggestaltung: Design Team München
Umschlagmotiv: getty images/Collage
Satz: Buch-Werkstatt GmbH, Bad Aibling
Druck und Bindung: GGP Media GmbH, Pößneck
BS · Herstellung: Han
Printed in Germany
ISBN 978-3-442-16869-9

www.mosaik-goldmann.de

Inhalt

Apotheke »Mutter Natur«

Über Jahrtausende hinweg, bis zur Mitte des 18. Jahrhunderts, hat die Pflanzenheilkunde die Medizin völlig beherrscht. Im Rahmen der von da ab stets wachsenden industriellen Entwicklung wurde der Einfluss der Chemie auf die Pharmakologie immer stärker, so dass die Pflanzenheilkunde allmählich zurückgedrängt wurde. Es begann die Ära der Fertigarzneimittel.

Rückbesinnung auf die Natur

In Anbetracht der Fortschritte in der Medizin, speziell auch nach der Entdeckung der Antibiotika, mit deren Hilfe zahlreiche Geißeln der Menschheit beherrscht werden konnten, dachte man bald schon den Sieg über »die Krankheit« errungen zu haben. Bis etwa Mitte des 18. Jahrhunderts hat die Pflanzenheilkunde die Medizin vollkommen beherrscht. Heute ist man da ein wenig bescheidener geworden. Auch in Anbetracht der teils schwer wiegenden Nebenwirkungen zahlreicher chemischer Medikamente begann man vor etwa 30 Jahren damit, sich vermehrt an den wertvollen Heilpflanzenschatz zu erinnern, den uns die Apotheke von Mutter Natur zur Verfügung stellt. Zahlreiche schon seit langer Zeit in der Volksmedizin verwendete Heilpflanzen wurden inzwischen pharmakologisch auf ihre Wirksamkeit hin untersucht

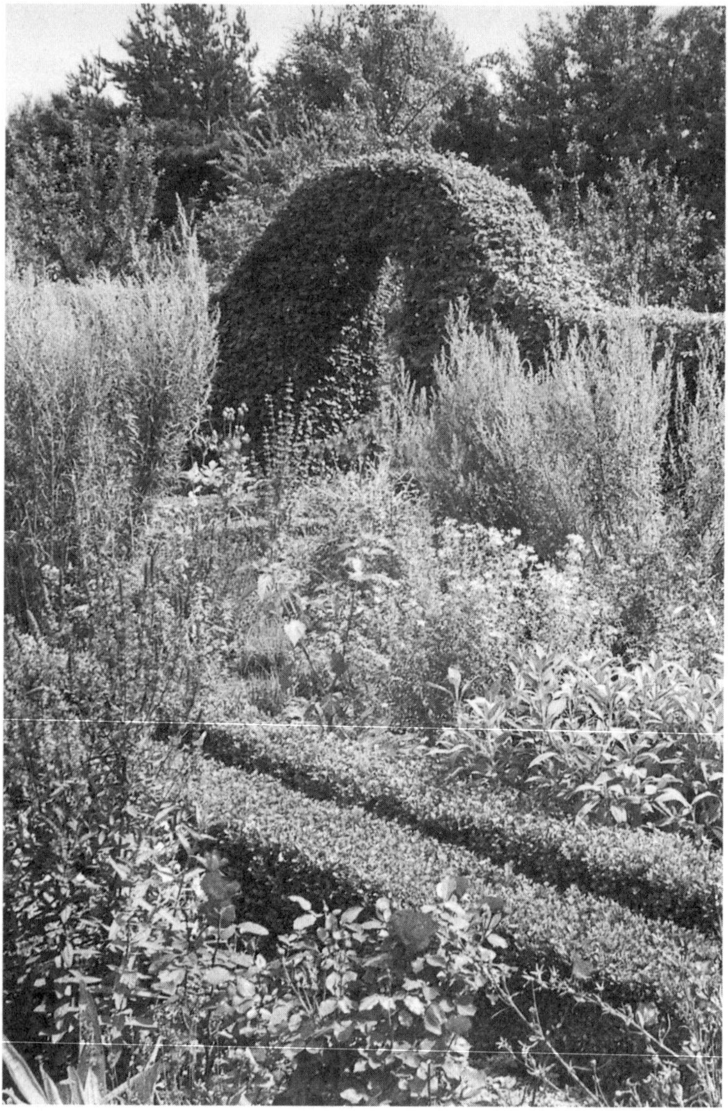

und viele Inhaltsstoffe entschlüsselt. Es bestätigte sich die ungeheure therapeutische Vielfalt der Heilpflanzen für eine Vielzahl von Beschwerden und damit ihr Wert für unsere Gesundheit als meist gut verträgliche Heilmittel. Überwiegend konnten die Anwendungen der Volksmedizin für richtig erklärt, manche schon jahrhundertealte Verwendung aber auch als Aberglaube entlarvt werden.

Zahlreiche pflanzliche Wirkstoffe werden heute isoliert und für bestimmte Beschwerden verordnet. Dazu ist zu sagen, dass eine Pflanze eine Vielzahl verschiedener Wirkstoffe enthält, die in ihrem Zusammenspiel oftmals eine harmonischere therapeutische Wirkung entfalten und weniger Nebenwirkungen aufweisen als ein einzelner isolierter Wirkstoff.

Selbstverständlich hat auch die Therapie mit Pflanzen ihre Grenzen. Bei so mancher schweren Krankheit sind ärztlich verordnete chemische Arzneimittel unerlässlich. Wichtig ist es, Heilpflanzen richtig anwenden zu können und zu wissen, wann die Grenzen der Phythotherapie, so der lateinische Fachausdruck für Pflanzenheilkunde, erreicht sind. Beachtet man dies, wird man sich auch als Laie oftmals bei leichteren Symptomen und Krankheiten zu helfen wissen.

In diesem Buch wird eine Hausapotheke mit den »Top Ten« der Heilkräuter vorgestellt, die aus der breiten Palette unserer Heilpflanzen ausgewählt wurden, da sie bei einer Vielzahl von Beschwerden und Krankheiten einen lindernden, zum Teil auch heilenden Effekt haben und für eine Selbstbehandlung geeignet sind.

Bevorzugt wurden dabei Heilpflanzen, die ein großes Anwendungsspektrum bei verschiedensten akuten Beschwerden besitzen. Vorteil einer Hausapotheke ist, dass Sie für alle möglichen kleineren und größeren Beschwerden gerüstet sind und die dafür geeigneten Heilkräuter griffbereit haben. Dabei ist ihre Anwendung übersichtlich und kostensparend. In einem ausführlichen Steckbrief wird jede der zehn Pflanzen vorgestellt und ihre therapeutische Wirkung besprochen. Im anschließenden Beschwerdenteil werden wirksame Rezepturen zur Linderung zahlreicher Beschwerden vorgestellt. Den Schwerpunkt bildet dabei die Verwendung der getrockneten Pflanzenteile in Form eines wässrigen Auszugs (Aufguss, Abkochung, Kaltauszug), da dieser für eine Selbstbehandlung am besten geeignet ist. Wo es sinnvoll erscheint, wird aber auch ergänzend die homöopathische Anwendung verschiedener Heilkräuter aus den »Top Ten« aufgezeigt. Viele Menschen leiden an chronischen Krankheiten oder bestimmten Beschwerden, wie beispielsweise einer Blasenentzündung, die immer wieder auftreten. Hier ist es zweckdienlich, die Hausapotheke um spezifisch wirksame Heilkräuter zu ergänzen. Im Kapitel »Erweiterungsvorschläge« finden Sie für diesen Zweck besonders geeignete Pflanzen, mit denen eine ärztliche oder heilpraktische Therapie unterstützt werden kann.

Teerezepte werden meist mit den lateinischen Bezeichnungen verordnet. Zur besseren Übersicht an dieser Stelle die wichtigsten Bezeichnungen

Cortex (cort.)	Rinde
Flores (flor.)	Blüten
Folia (fol.)	Blätter
Fructus (fruct.)	Früchte
Gemmae (gem.)	Knospen
Herba (herb.)	Kraut
Lignum (lign.)	Holz
Radix (rad.)	Wurzel
Rhizoma (rhiz.)	Wurzelstock

Semen (sem.)	Samen
Stipites (Stip.)	Stängel
Concisus (conc. oder cc.)	geschnitten
Contusus (cont.)	zerquetschen, zerstoßen
Totus (tot.)	ganz
Pulvis (pulv.)	gepulvert
Ana (aa.)	zu gleichen Teilen
Ad usum (ad us.)	zum Gebrauch
Ad usum proprium (ad us. propr.)	zum eigenen Gebrauch
Ante cenam (a.c.)	vor dem Essen
Post cenam (p.c.)	nach dem Essen
Pro die (p.d.)	pro Tag
Gutta (gtt.)	Tropfen
Externum (ext.)	äußerlich
Internum (int.)	innerlich
Misce, da, signa (m.d.s.)	mische, verabreiche, bezeichne
Miscefiat species (m.f.spec.)	mische, dass ein Tee entsteht

Anwendungsanleitung

Die geeignete Dosierung und die korrekte Anwendung entscheiden darüber, ob eine Heilpflanze nützt oder schadet. Auch wenn bei der Anwendung der »Top Ten« keine gravierenden Nebenwirkungen zu befürchten sind, sollten Sie dies immer berücksichtigen.

Auch Kräuter sind Arzneimittel

Die meisten Heilkräuter sind mild wirksam, gleichwohl handelt es sich auch hier um Arzneimittel. Sie sollten sich daher, bevor Sie eine Selbsttherapie versuchen, mit den verschiedenen Anwendungsmöglichkeiten, die in diesem Kapitel genannt werden, und mit dem Steckbrief der Pflanze, die Sie anwenden wollen, in Ruhe vertraut machen.

Die Anwendungsdauer gilt für die Zeit der Beschwerden. Bei chronischen Krankheiten werden kurmäßige, zeitlich auf einige Wochen beschränkte Anwendungen empfohlen.

Teeauszugsverfahren und Anwendungsmöglichkeiten

Die größte Rolle in der Selbstbehandlung spielt die Verwendung getrockneter Pflanzenteile in Form eines wässrigen

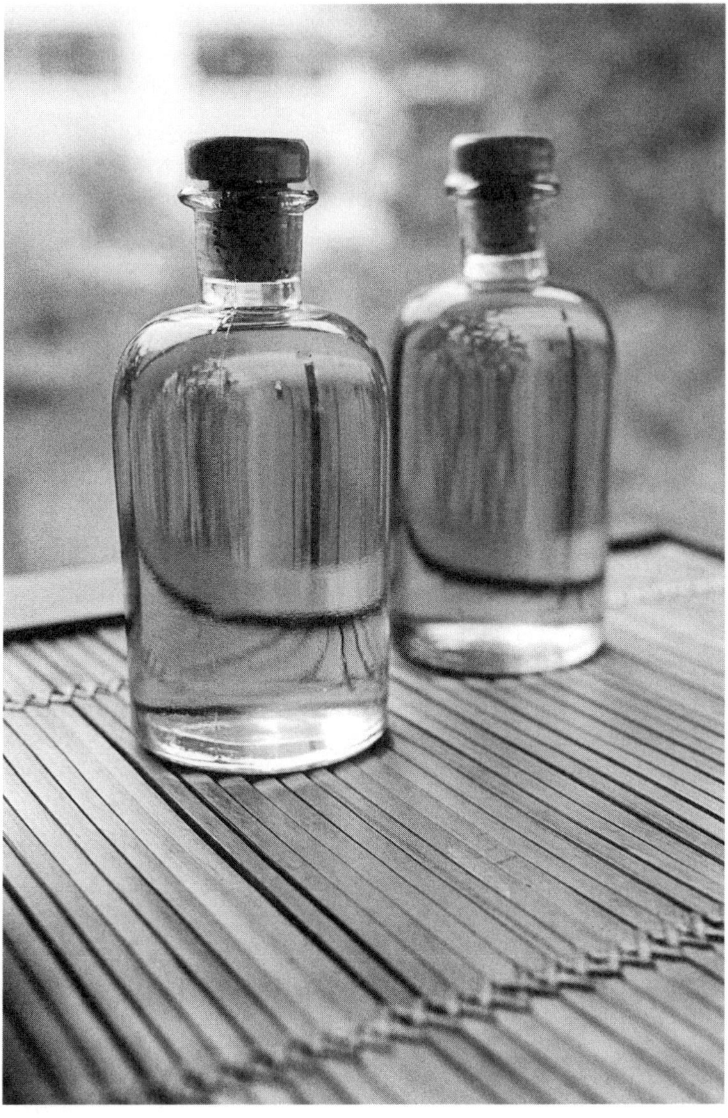

Teeauszugs. Je nach Pflanze kommen dabei drei Auszugsverfahren in Betracht: der Aufguss, die Abkochung und der Kaltauszug. Neben der inneren Anwendung kann man diese Tees auch für Umschläge und Bäder nutzen, wobei meist eine größere Menge des Heilkrauts benötigt wird. Inhalationen werden ebenfalls meist mit getrockneten Pflanzenteilen durchgeführt. Heiltees sollten warm und schluckweise getrunken werden. Wenn nicht anders angegeben, trinkt man zwei bis drei Tassen täglich. Besonders bei Erkältung und Husten ist Honig das geeignete und zusätzlich heilungsfördernde Süßungsmittel. Bei Verdauungsbeschwerden, Durchfall oder wenn Sie an Diabetes leiden dürfen Tees nicht gesüßt werden. Ist nichts anderes angegeben, gilt für die Behandlung von Kindern ab drei Jahren die Hälfte der angegebenen Dosierung.

Aufguss (Infusion)

Die jeweils für eine Tasse angegebene Pflanzenmenge (in der Regel ein bis zwei Teelöffel) wird mit einem Viertelliter kochend heißem Wasser übergossen. Dann in der Regel zehn Minuten lang zugedeckt ziehen lassen, anschließend abseihen. Aufgüsse werden durchgeführt, wenn vor allem leicht flüchtige Inhaltsstoffe wie ätherische Öle, besonders aus Blüten und Blättern, ausgezogen werden sollen. Manche Rezepte verlangen auch, dass man die vorgeschriebene Kräutermenge in das kurz aufkochende Wasser gibt und den Topf anschließend sofort vom Feuer nimmt. Der Aufguss ist die häufigste Anwendung wirkstoffhaltiger Pflanzen.

Abkochung (Dekoktum)

Die für eine Tasse angegebene Menge zerkleinerter Pflanzenteile (in der Regel ein bis zwei Teelöffel) wird in einen Viertelliter kaltes Wasser gegeben, das bis zum Kochen erhitzt wird. Ein bis drei Minuten lang zugedeckt auf kleiner Flamme sieden lassen, dann abseihen. Manche Pflanzen müssen zehn bis 20 Minuten kochen. Auf trinkwarm abkühlen lassen und durchseihen. Eine Abkochung wird vor allem mit Wurzeln, Rinden oder verholzten Stängeln durchgeführt. Besonders Gerbstoffe werden auf diese Weise ausgezogen.

Kaltauszug (Mazeration)

Hierfür gibt man die für eine Tasse benötigte Kräutermenge (in der Regel ein bis zwei Teelöffel) in einen Viertelliter kaltes Wasser und lässt das Ganze sechs bis acht Stunden zugedeckt ziehen. Dabei gelegentlich umrühren. Anschließend abseihen und die Pflanzenteile gründlich ausdrücken. Einen Kaltauszug bereitet man, um besonders empfindliche Wirkstoffe wie Schleimstoffe und ätherische Öle auszuziehen.

Kombinierte Verfahren

Teemischungen, die Pflanzenteile unterschiedlicher Beschaffenheit enthalten, müssen in kombinierten Verfahren zubereitet werden. Beispielsweise wird eine Pflanze kalt ausgezogen und anschließend die mazerierte Droge nochmals für einen Aufguss oder eine Abkochung verwendet. Nach dem

Abkühlen werden Kaltauszug und Aufguss oder Abkochung zusammengeschüttet.

Inhalation und Gesichtsdampfbad

Inhalationen von Kräuterwirkstoffen mit heißem Wasserdampf helfen oft ganz hervorragend bei Erkältung, Schnupfen, Nebenhöhlenentzündung und Bronchitis. Die Atemwege werden frei und Entzündungen gelindert. Ätherische Öle wirken bei akuten Entzündungen oftmals zu reizend, hier ist die Verwendung der getrockneten Pflanze vorteilhafter.

Gesichtsdampfbäder dienen etwa bei Akne und unreiner Haut der Reinigung und Pflege der Gesichtshaut und sind auch zur Entzündungslinderung geeignet. Die Durchführung entspricht der einer Inhalation, wobei die Wirkung der pflanzlichen Substanzen auf die Gesichtshaut und nicht auf

So inhalieren Sie richtig

Geben Sie ein bis zwei Liter kochendes Wasser in eine Schüssel oder einen Topf mit der vorgeschriebenen Menge getrockneter Heilkräuter (z.B. für Bronchitis zwei bis drei Esslöffel Kamillenblüten). Breiten Sie ein großes Handtuch über Kopf und Topf aus, und inhalieren Sie mindestens zweimal täglich fünf bis zehn Minuten. Atmen Sie dabei tief ein und aus, bei Bronchitis abwechselnd durch Nase und Mund, bei Schnupfen durch die Nase. Achten Sie darauf, dass Sie dem heißen Wasser nicht zu nahe kommen. Ist der eingeatmete Dampf zu heiß, können sich die Beschwerden auch verschlimmern. Nach der Inhalation nicht sofort an die kühle Luft gehen.

die Atemwege im Vordergrund steht. Kinder sollten bei Inhalationen und Gesichtsdampfbädern wegen der Gefahr von Verbrühungen auf keinen Fall allein gelassen werden. Bei chronischen Augenkrankheiten sollten Sie vorher fachlichen Rat einholen. Wird der Kopf hochrot, treten Schwindel oder Herzklopfen auf, sind Gesichtsdampf oder Inhalation sofort zu unterbrechen.

Voll- und Teilbäder

Bei Fuß-, Sitz- und Vollbädern werden die Pflanzenwirkstoffe durch Osmose in die Haut aufgenommen. Für feuchte Umschläge gilt das gleiche Wirkungsprinzip. Ein Sitzbad wird wie im Kasten auf Seite 20 beschrieben durchgeführt, mit dem Unterschied, dass Füße, Beine und Oberkörper nicht von Wasser bedeckt sind. Bekleiden Sie die freien Körperteile, oder decken Sie sie zu. Sitzbäder lindern Beschwerden im Anal- und Genitalbereich.

Ein warmes Fußbad ist geeignet bei Hautkrankheiten der Füße und Durchblutungsstörungen. Füllen Sie dazu angenehm warmes Wasser (ca. 36 °C) in eine Fußbadewanne oder ein ähnliches Behältnis, so dass das Wasser zusammen mit dem zugegebenen geeigneten Kräuterauszug etwa bis zur halben Wadenhöhe reicht. Die Füße hineingeben und zehn bis 15 Minuten baden. Anschließend duschen Sie die Füße vom Knie bis zu den Zehen kurz kalt ab und trocknen sie gründlich. Warme Fußbäder nicht bei Krampfadern, Venenentzündung oder hohem Blutdruck ohne Absprache mit dem Arzt anwenden. Teilbäder können Sie auch bei Hauterkrankungen der Finger, Hände oder Arme durchführen. Tauchen Sie dazu mehrmals täglich die erkrankten Gliedmaßen in angenehm warmes Wasser (etwa 36 °C), dem Sie einen Kräuterauszug zugegeben haben, und baden Sie sie etwa zehn Minuten, wenn notwendig, auch mehrmals täglich.

Umschläge

Umschläge mit Heilkräuterauszügen können die Beschwerden bei Hautekzemen, Verletzungen, Krampfadern und leichteren Verbrennungen (kühle Umschläge) lindern. Am besten verwenden Sie dafür sterile Kompressen oder Binden aus der Apotheke. Sie können aber auch ein zuvor in Wasser ausgekochtes Baumwoll- oder Leinentuch benutzen. Tauchen Sie das Tuch in den Aufguss oder die Abkochung mit dem jeweils geeigneten Heilkraut, wringen Sie es aus, und le-

So bereiten Sie Voll- und Sitzbäder

Für ein Voll- oder Sitzbad bereitet man die geeignete Menge Heilkraut in dem vorgeschriebenen Verfahren (Aufguss oder Abkochung) zu und fügt den Sud dem Badewasser bei. Achten Sie darauf, dass das Wasser eine für Sie angenehme Temperatur hat, und baden Sie zehn bis 20 Minuten. Anschließend abtrocknen und nachruhen. Vorsicht mit Vollbädern bei Herz-Kreislauf-Krankheiten, hier sollte zuvor ärztlicher Rat eingeholt werden. Bei Säuglingen und Kleinkindern ist besonders darauf zu achten, dass die Badetemperatur nicht zu hoch ist. Vollbäder sind vor allem bei verschiedenen Hautkrankheiten wie Ekzemen oder Windeldermatitis geeignet, auch am Beginn einer Erkältung.

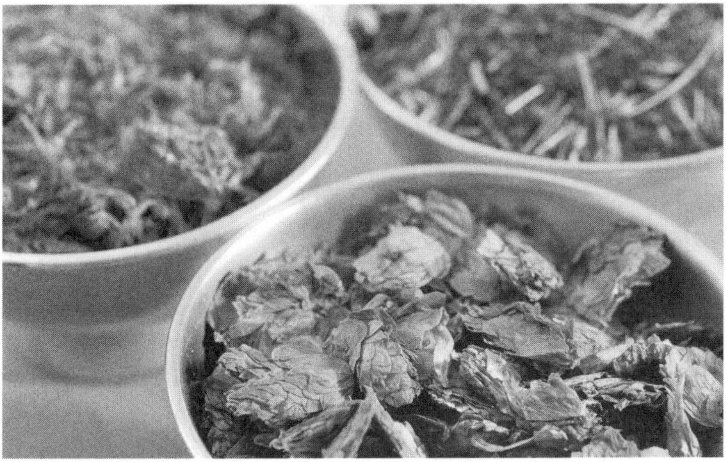

gen Sie es lauwarm auf die betreffende Körperstelle. Wickeln Sie ein trockenes, luftdurchlässiges Tuch darüber, das locker anliegen sollte, damit die Blutzirkulation nicht beeinträchtigt wird. Den Umschlag etwa 30 Minuten auflegen; Vorgang mehrmals täglich wiederholen. Kochen Sie Wasser zuerst ca. 20 Minuten ab, bevor Sie damit Kräuterauszüge durch Aufguss oder Abkochung bereiten. Dadurch verhindern Sie, dass zusätzliche Keime auf entzündete oder verletzte Stellen gelangen. Sie können Kompressen auch mit einem geeigneten Fertigpräparat tränken und auflegen.

Homöopathische Anwendung

Einige Mittel aus der Hausapotheke können auch homöopathisch verabreicht werden. Bevorzugt wurden dabei niedrige Dezimalpotenzen (Verdünnung in Zehnerschritten) für akute Beschwerden, die leichter anzuwenden sind als höhere Potenzen. Ein Beispiel hierfür wäre Arnika D4 bei Verletzungen.

Homöopathische Arzneimittel gibt es in verschiedenen Darreichungsformen: als Flüssigkeit, Globuli (kleine Milchzuckerkügelchen) oder Tabletten. Bei den Dosierungen spricht man in der Homöopathie von einer Gabe. Darunter versteht man fünf Tropfen Flüssigkeit, fünf Globuli oder eine Tablette. Dreimal eine Gabe bedeutet also dreimal fünf Tropfen oder fünf Globuli oder dreimal eine Tablette.

Bei akuten Beschwerden und zur ersten Hilfe löst man eine Gabe in einem Glas Wasser auf, das man über eine Stunde verteilt schluckweise trinkt. In allen anderen Fällen kann man die Tropfen auch direkt in den Mund träufeln, ein bis zwei Minuten warten und dann erst schlucken. Tabletten und Globuli lässt man am besten unter der Zunge zergehen.

Tritt eine deutliche Besserung der Beschwerden ein, reduzieren Sie die Dosis auf die Hälfte der anfänglichen Gabe. Sind die Beschwerden abgeklungen, setzen Sie das Mittel ab. Verschlimmern sich die Beschwerden, treten andere auf, bessern sie sich nicht mehr weiter, oder verspüren Sie eine Abneigung gegen das Mittel, sollten Sie mit seiner Einnahme aufhören.

Aufbewahrung und Bezugsquellen

Heilkräuter sollten an einem kühlen Ort in dunklen, trockenen und gut verschließbaren Gefäßen aufbewahrt werden. Am besten eignen sich dafür Glas- oder Steingutbehälter. Für eine kurze Aufbewahrungszeit von einigen Wochen reichen auch feste Papiertüten. Die maximale Aufbewahrungszeit sollte ein Jahr nicht überschreiten. Auch ätherische Öle sollten nicht länger benutzt werden. Homöopathische Zubereitungen halten sich mehrere Jahre.

Tipp: Einnahme von homöopathischen Mitteln

Eine halbe Stunde vor und nach Einnahme eines homöopathischen Mittels sollte man nichts essen oder trinken und auf Kaugummi, Zähneputzen oder Rauchen verzichten.

Alle in diesem Buch angeführten Heilpflanzen, Tinkturen, Homöopathika und ätherische Öle sind in Apotheken und Kräuterhäusern erhältlich. Bei einem Bezug über Kräuterhäuser sollten Sie darauf achten, dass die Qualität der Heilkräuter den Bestimmungen des Deutschen Arzneimittelbuches (DAB) entspricht. Darin sind stichprobenartige Untersuchungen der Kräuter auf Rückstände wie Herbizide und Schwermetalle vorgeschrieben, zudem muss der Anteil der Hauptwirkstoffe einem bestimmten standardisiertem Mindestgehalt entsprechen. Auf diese Weise werden Wirksamkeit und ein unbedenklicher Anteil an Rückständen gewährleistet. Heilkräuter aus der Apotheke müssen den Bestimmungen des DAB entsprechen.

Selbstbehandlung und ihre Grenzen

Sinnvoll ist Selbsthilfe bei allen einfachen Befindlichkeitsstörungen wie Erkältung, Schnupfen, Husten, Blähungen, Völlegefühl oder Schlafstörungen. Jede Form starker Beschwerden, Herz- und Kreislaufstörungen, alle länger andauernden, wiederkehrenden Beschwerden oder eine Verschlimmerung erfordert den Besuch bei einem Arzt oder Heilpraktiker. Die im Beschwerdenteil genannten Heilkräuteranwendungen sind auch vielfach begleitend zu einer verordneten Therapie geeignet.

Die Steckbriefe der »Top Ten« der Heilpflanzen

Bei den »Top Ten« handelt es sich um zehn bewährte Heilpflanzen, die bei einer Vielzahl von Alltagsbeschwerden helfen können. Bei der Auswahl wurde Pflanzen mit einem großen Anwendungsspektrum der Vorzug gegeben, auch wenn im Einzelfall vielleicht andere Kräuter besser wirken. In den Steckbriefen wird jedes Heilkraut in allen seinen Anwendungsmöglichkeiten ausführlich besprochen, auch mögliche Verwendungen des homöopathischen Präparats. Den Steckbriefen zugrunde liegen die neuesten wissenschaftlichen Erkenntnisse, die Empfehlungen der Arzneimittelkommission E (vom Bundesgesundheitsamt berufene Sachverständigenkommission zur Beurteilung von Phythotherapeutika) und empirisch gesicherte Heilwirkungen. Unter »Droge« versteht man in der Phythotherapie die getrockneten oder aufbereiteten Pflanzenteile, die zur Herstellung von Arzneizubereitungen verwendet werden, also keine illegalen Rauschdrogen!

Auf einen Blick: Bei welchen Beschwerden die Top Ten der Heilpflanzen helfen

Arnikablüten	Verstauchung, Verrenkung, Quetschung, Bluterguss *Kontraindikation:* zuweilen Allergien möglich, nicht zur inneren Anwendung
Eibischwurzel	Reizhusten, Entzündungen von Haut und Schleimhaut

Hamamelis-blätter, -rinde	Entzündungen von Haut, Mund und Rachen, Durchfall, Hämorrhoiden
Kamillenblüten	Entzündungen von Haut und Schleimhaut, der Atemwege, von Mund, Rachen, Magen und Darm, des Anal- und Genitalbereichs *Kontraindikation:* selten Allergien möglich, nicht zum Dauergebrauch
Lindenblüten	Erkältung, Abwehrsteigerung *Kontraindikation:* Vorsicht mit Schwitztees bei Herz-Kreislauf-Beschwerden
Melissenblätter	Nervöse Beschwerden, Verdauungsbeschwerden
Pfefferminz-blätter	Übelkeit, Verdauungsbeschwerden, Gallenblasenleiden *Kontraindikation:* nicht bei Gallenblasenentzündungen, Gallensteinen, Gallengangverschluss
Salbeiblätter	Entzündungen im Mund- und Rachenraum, Erkältung, Kräftigung *Kontraindikation:* nicht zum Dauergebrauch
Tausendgülden-kraut	Appetitförderung, Verdauungsanregung, Kräftigung *Kontraindikation:* Gastritis, Magen-Darm-Geschwüre
Tymiankraut	Infektion der Atemwege, des Magens und Darms, Krampfhusten, Verdauungsbeschwerden, Kräftigung *Kontraindikation:* hoher Blutdruck, Schwangerschaft, nicht zum Dauergebrauch

Arnika *(Arnica montana)*

Arnika gehört in die vorderste Reihe der gesundheitsspendenden Mittel jeder Hausapotheke. Ihr Name taucht erst um das 14. Jahrhundert in den Heilkräuterbüchern auf. Pfarrer Sebastian Kneipp hatte eine hohe Meinung von der Heilkraft der Arnika. Für ihn war sie das erste Mittel bei Verletzungen. Priestern riet er, vor der Predigt mit ein wenig Arnika zu gurgeln, damit die Stimme besser wird. Bei Goethe war Arnikatee sehr beliebt, den er trank, um seine altersbedingten Herzkrämpfe zu lindern.

Arzneilich verwendete Pflanzenteile
Die Blüten, in der Homöopathie der Wurzelstock.

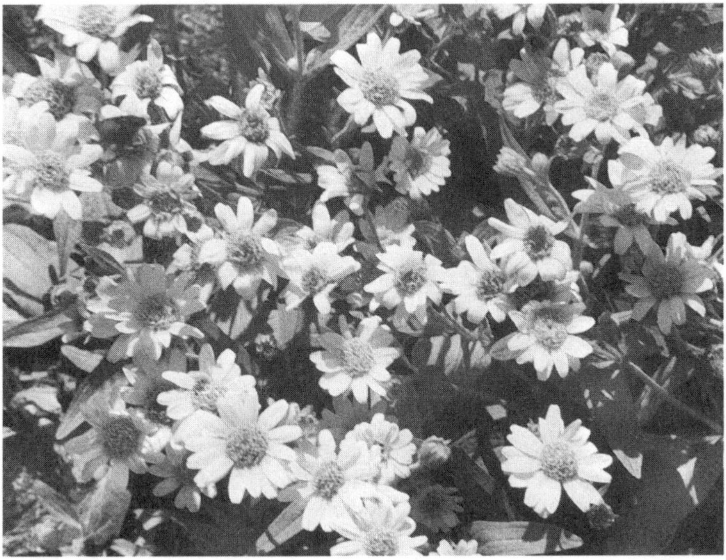

Drogenbezeichnung

Arnica flos (Arnikablüten)
Arnicae tinctura (Arnikatinktur)

Inhaltsstoffe

Die Blüten enthalten 0,2 bis 0,4 Prozent rotgelbes ätherisches Öl (mit Thymol, Thymolderivaten, Azulen), Bitterstoff (Arnicin), glykosidische Gerbstoffe, 0,4 bis 0,6 Prozent Flavonglykoside (Astralgin, Isoquercitrin, Luteolin), Triterpenalkohole (Arnidiol, Faradiol), 0,2 bis 0,8 Prozent Sesquiterpenlaktone (Helenalin, Dihydrohelenalin), Phenolcarbonsäuren, Cumarine, Cholin, Chlorogen- und Kaffeesäure.

Zubereitung

Umschlag mit einem Esslöffel Arnikatinktur in einem halben Liter lauwarmem Wasser oder mit Arnikablütenaufguss (zwei Teelöffel Blüten auf einen Viertelliter Wasser).

Gurgeln und Spülen mit einem halben Teelöffel Arnikatinktur auf ein Glas warmes Wasser oder mit Arnikablütenaufguss (ein bis zwei Teelöffel Blüten auf einen Viertelliter kochend heißes Wasser).

Umschläge

Bei Verstauchungen, Verrenkungen, Muskelkater, Muskelschmerzen, Prellungen, schlecht heilenden Wunden, Abszessen, Blutergüssen, Gelenkschmerzen, Schleimbeutel- und Sehnenentzündung, Venenentzündung und Krampfadern

Anwendung
Äußerlich angewendet muss man Arnika aufgrund ihrer hervorragenden entzündungslindernden, abschwellenden und durchblutungsfördernden Eigenschaften als das Wundkraut schlechthin betrachten. Bei innerer Anwendung konnte wissenschaftlich eine Zunahme der Herzleistung und Erhöhung des Durchflusses der Koronargefäße nachgewiesen werden. Da es bei einer inneren Verwendung leicht zu Vergiftungen kommen kann, beschränkt sich die mögliche Selbstbehandlung auf die Niedrigpotenzhomöopathie (siehe Seite 30).
Die amerikanische Wiesenarnika (*Arnica chamissonis*) steht unserer heimischen Arnika in der Wirksamkeit kaum nach, so dass sie für die gleichen Anwendungsgebiete in Frage kommt.

mehrmals täglich Umschläge oder Auflagen mit der verdünnten Tinktur (kräftiger wirksam) oder dem lauwarmen Blütenaufguss durchführen. Um bei einer häufigen Anwendung den austrocknenden Effekt der alkoholischen Tinktur auszugleichen, sollte man mehrmals täglich die entsprechenden Hautpartien mit einem pflegenden Hautöl einreiben (nicht bei Wunden!).

Gurgelmittel

Bei Heiserkeit, Stimmverlust, Entzündungen in Mund und Rachen, besonders chronischer Natur, mehrmals täglich mit der verdünnten Tinktur oder dem Tee gurgeln und spülen.

Homöopathische Verwendung

Arnika ist das große Wundheilmittel der Homöopathie, wobei die Anwendung den oben genannten Heilanzeigen entspricht. Besonders geeignet ist sie bei allen traumatisch verursachten Verletzungen wie Quetschung, Bluterguss, Verstauchung, Verrenkung und Gehirnerschütterung. Neben innerlichen homöopathischen Gaben eignen sich homöopathische Salben für eine äußere Anwendung. Sie sind im Fachhandel erhältlich.

Nicht selten lindert Arnika akute arteriosklerotische Herzbeschwerden, Bluthochdruck und Herzmuskelschwäche. Die Anwendung kommt allerdings nur im Rahmen einer ersten Hilfe bis zur weiteren ärztlichen Versorgung in Betracht. Besonders gut passen homöopathische Arnikagaben für muskulöse, blutreiche Menschen, die zu erhöhtem Blutdruck neigen. Bewegung und Erschütterung führen zur Verschlimmerung der Beschwerden, man klagt über Schwäche und ein Gefühl der Zerschlagenheit.

Dosierung: Arnika D4 oder D6, dreimal täglich eine Gabe.

Mögliche Nebenwirkungen

Die äußere Verwendung von Arnika führt gelegentlich zu Allergien mit Hautrötung, Bläschenbildung, Brennen und Jucken. In diesem Fall ist die Behandlung abzubrechen. Zu allergischen Reaktionen kommt es vor allem bei lang dauernder oder hochdosierter Anwendung und bei durch Verletzung oder schlecht heilenden Wunden vorgeschädigter Haut.

Eibisch *(Althaea officinalis)*

Zahlreiche Ärzte des Altertums verwendeten den Eibisch und schrieben ihm eine Vielzahl heilender Eigenschaften zu. Dioskorides, Culpeper, die Äbtissin Hildegard von Bingen, Albertus Magnus und Hufeland sind nur einige davon. Will man Eibisch zu Heilzwecken verwenden, muss man ihn allerdings kalt ausziehen, damit die empfindlichen Schleimstoffe erhalten bleiben. Die einzige Ausnahme bildet seine Anwendung als Gurgelmittel bei Halsentzündungen. Eibisch ist ein Malvengewächs (Staude) aus Südosteuropa. Die Arzneipflanze stammt hauptsächlich aus Kulturen.

Arzneilich verwendete Pflanzenteile

Eibischwurzel, aber auch Kraut und Blüten, die allerdings weniger wirksam sind.

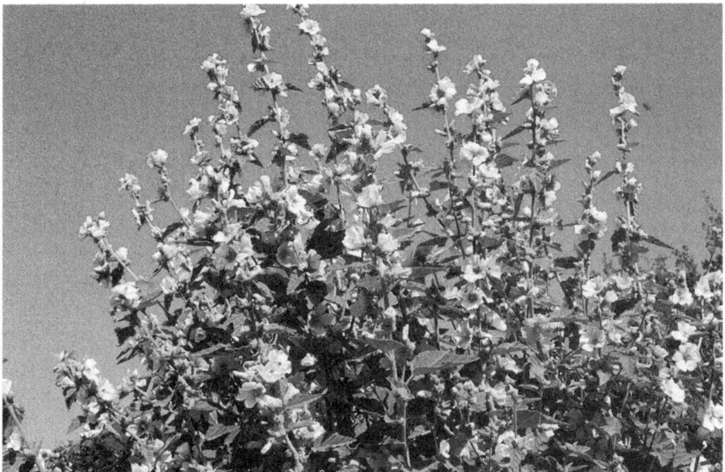

Drogenbezeichnung

Althaeae radix (Eibischwurzel)
Althaeae folium (Eibischblätter)
Althaeae flos (Eibischblüten)

Inhaltsstoffe

Schleimstoffe als wichtigster arzneilicher Bestandteil, wobei Blüten und Blätter sechs bis neun Prozent und die Wurzel mit jahreszeitlicher Schwankung sechs bis 35 Prozent enthalten, außerdem Gerbstoffe, Flavonoide, Zucker und Pektin. Die Wurzel enthält zudem bis zu 35 Prozent Stärke, Blüten und Blätter etwas ätherisches Öl.

Zubereitung

Kaltauszug: Zwei Teelöffel Wurzel mit einem Viertelliter kaltem Wasser übergießen und zwei Stunden lang unter gelegentlichem Umrühren ausziehen. Anschließend sorgfältig durchseihen. Dieser Auszug kann auch für Umschläge verwendet werden.
Abkochung zum Spülen und Gurgeln: Zwei Teelöffel Wurzel in einem Viertelliter Wasser zehn bis 15 Minuten auf kleiner Flamme köcheln.

Tee

Bei akut entzündlichen Reizzuständen der Schleimhäute der oberen Luftwege wie Reizhusten, Kehlkopfreizung, beginnender erkältungsbedingter Husten, chronische asthmatische

Reizzustände; bei leichteren Reizungen der Magen-Darm-Schleimhaut mit Sodbrennen, Magendruck oder Durchfall. Für die Anwendung bei den genannten Beschwerden den kalt ausgezogenen Eibisch auf Trinktemperatur erwärmen, bei Husten und Erkältung mit etwas Honig süßen, bei Magen-Darm-Beschwerden ungesüßt, mehrmals täglich eine Tasse schluckweise trinken. Besonders geeignet ist Eibischhustentee für Kinder und Kleinkinder.

Anwendung

Die Schleimstoffe des Eibischs sind ein bewährtes reiz- und entzündungslinderndes Mittel bei Entzündungen und Reizzuständen von Haut und Schleimhaut. Aufgrund ihres größeren Schleimanteils wirkt die Wurzel dabei kräftiger als die Blätter. Empfindliche und gereizte Stellen an Haut oder Schleimhaut werden von den Schleimstoffen eingehüllt, wodurch diese vor einer weiteren Reizung geschützt werden und die Entzündung unter den schützenden Stoffen auch rascher abheilen kann. Eibisch wurde schon in vorchristlicher Zeit als erweichendes Mittel gegen Husten, Durchfall und Geschwüre verwendet.

Umschläge

Bei Hautekzemen, -verletzungen und Nagelbettentzündungen mehrmals täglich Umschläge mit dem zimmerwarmen Wurzelauszug anlegen. Heiß aufgelegte Umschläge erweichen und lindern Geschwüre wie Abszesse und Furunkel und bringen sie zum »Reifen«.

Gurgelmittel

Bei Entzündungen in Mund und Rachen mehrmals täglich mit der stärkehaltigen Abkochung (ist in diesem Fall wirksamer als der Kaltauszug) spülen und gurgeln.

Hamamelis *(Hamamelis virginiana, virginische Zaubernuss)*

Hamamelis ist ein Strauch, der sich in günstigen Lagen auch zu einem Baum bis zehn Meter Höhe entwickeln kann. Botanische Besonderheit: Die Früchte reifen erst im nächsten Frühjahr heran und erscheinen vor der Blüte. Hamamelis wird schon seit vielen Jahrhunderten von den Indianern Nordamerikas zur Behandlung zahlreicher Beschwerden verwendet und als außerordentlich wertvolle Heilpflanze

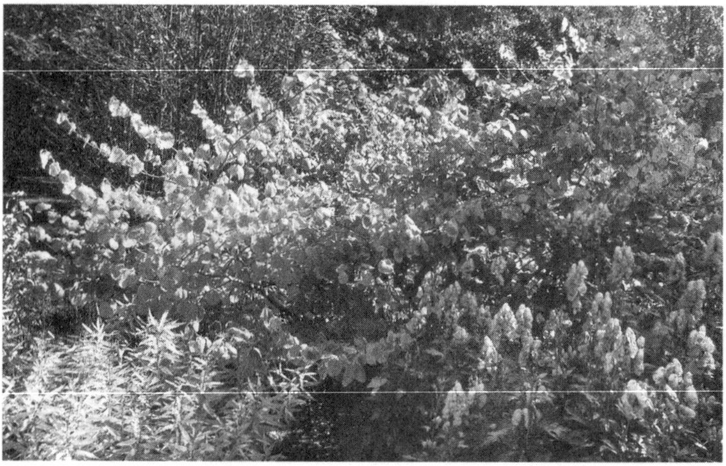

geschätzt. Eine Abkochung aus Blättern und Rinde wurde beispielsweise zur Heilung auch hartnäckigster Wunden und Verletzungen eingesetzt. Hamamelis wurde im 19. Jahrhundert in die offizielle Medizin Nordamerikas und Europas eingeführt und systematisch geprüft, wobei seitdem viele der Anwendungen indianischer Kräuterheilkundiger bestätigt werden konnten.

Erst in den letzten Jahren sind eine Reihe von Forschungsarbeiten veröffentlicht worden, in denen sich erwies, dass Hamamelis und bestimmte Fertigpräparate auf Hamamelisdestillatbasis (besonders des Zweigrindendestillats nach dem amerikanischen Arzneibuch USP 23) bei Hautekzemen unterschiedlichen Ursprungs, auch bei Neurodermitis, oftmals eine Alternative zu leichteren kortisonhaltigen Präparaten und anderen mit Nebenwirkungen behafteten Medikamenten darstellen.

Arzneilich verwendete Pflanzenteile

Hamamelisblätter und -rinde (Zweigrinde).

Drogenbezeichnung

Hamamelidis folium (Hamamelisblätter)
Hamamelidis cortex (Hamamelisrinde)
Hamamelidis aqua (Hamameliswasser, Hamamelisdestillat)

Inhaltsstoffe

Die Blätter enthalten bis zu über zehn Prozent Gerbstoffe (vor allem Catechine sowie Proanthocyanidine), Flavonglykoside, organische Säuren, geringe Mengen ätherisches Öl und ein Gemisch fester Paraffine. Die Rinde enthält neun bis zwölf Prozent Gerbstoffe (vor allem Hamamelistannine, Ellagitannine,

Catechine, wenig Proanthocyanidine), Flavonoide, etwas ätherisches Öl, Fette, Wachse und harzartige Bestandteile.

Zubereitung

Aufguss: Für einen Tee zur inneren Anwendung übergießen Sie zwei Teelöffel Blätter mit einem Viertelliter kochendem Wasser. Für Umschläge und Spülungen bereiten Sie den Aufguss mit ein bis zwei Esslöffeln Blätter auf einen halben Liter Wasser zu.

Abkochung (stärker gerbstoffhaltig): Für einen Tee zur inneren Anwendung erhitzen Sie einen Teelöffel Rinde in einem Viertelliter Wasser und lassen es zehn bis 15 Minuten auf kleiner Flamme köcheln. Für Umschläge und Spülungen bereiten Sie die Abkochung mit ein bis zwei Esslöffeln Rinde oder Blätter auf einen halben Liter Wasser zu. Für ein Vollbad dosiert man die Abkochung mit drei bis vier Esslöffeln Blätter oder drei Esslöffeln Rinde auf einen Liter Wasser, für ein Sitzbad ein bis zwei Esslöffel Blätter in einen halben Liter Wasser.

Gesichtsdampfbad: Drei bis vier Esslöffel Blätter oder Rinde in einen Topf mit ein bis zwei Liter kochendem Wasser geben.

Umschläge

Bei akuten und chronischen Hautkrankheiten, Ekzemen aller Art, Juckreiz, Neurodermitis, Lippenbläschen, Hämorrhoiden, Krampfadern, leichteren Verbrennungen (kühle Umschläge), kleineren Wunden und Verletzungen, Verstauchungen, Blutergüssen und Quetschungen mehrmals täglich Um-

Anwendung
Die wichtigsten Wirkstoffe der Hamamelis, die Polyphenole (Gerbstoffe und Flavonoide), haben verschiedene Eigenschaften: Die Gerbstoffe ziehen Haut und Schleimhaut zusammen (adstringierende Wirkung), wodurch die Widerstandsfähigkeit von Haut und Schleimhaut gesteigert, die Sekretion vermindert und vor allem auch Juckreiz rasch gelindert wird. Durch die verminderte Durchlässigkeit der feinen Kapillargefäße kommt es zu einer verminderten Durchblutung und zum Stillstand kleinerer Blutungen. Die Polyphenole haben antibakterielle und entzündungshemmende Eigenschaften. Aufgrund ihrer antioxidativen Qualität sind sie in der Lage, schädliche oxidative Prozesse zu hemmen und vor zellschädigenden freien Sauerstoffradikalen zu schützen. Auf diese Weise kann Zellschäden und auch dem natürlichen Alterungsprozess bis zu einem gewissen Grad vorgebeugt werden. Die genannten äußerlichen Anwendungen der Hamamelis treffen auch auf das nahezu gerbstofffreie amerikanische Hamamelisdestillat zu. Bei diesem handelt es sich um einen durch Wasserdampfextraktion hergestellten Auszug aus den frischen Blättern und Zweigen, von dem keinerlei Nebenwirkungen bekannt sind.

schläge mit der Abkochung oder dem Aufguss durchführen. Bei trockener Haut maximal zehn Minuten.

Bäder

Zur Anregung der Hautatmung und Linderung von Ekzemen und Juckreiz einmal täglich ein Voll- oder Sitzbad durchführen. Nicht bei trockener Haut baden, in diesem Fall sind

Umschläge oder Fertigpräparate auf Destillatbasis mit einem rückfettenden Anteil besser geeignet.

Sehr bewährt haben sich Hamamelisbäder in der Kinderbehandlung, bei Hautausschlägen, leichteren Pilzerkrankungen, Hautunreinheiten, Juckreiz und Windeldermatitis. Verwenden Sie nur zwei Esslöffel Blätter auf einen Liter Wasser, sonst Zubereitung wie oben. Achten Sie auf eine für Ihr Kind geeignete Wassertemperatur.

Tee

Bei akuten Durchfallerkrankungen täglich bis zu drei Tassen Blätteraufguss oder die stärker gerbstoffhaltige Rindenabkochung trinken.

Gurgelmittel

Bei Entzündungen und leichteren Blutungen im Mund-, Hals- und Rachenraum, bei Aphthen und besonders bei chronischen Entzündungen mehrmals täglich mit dem lauwarmen Aufguss oder der lauwarmen Abkochung spülen oder gurgeln.

Hamamelisdampfbäder

Zur Reinigung der Haut bei Unreinheiten und Akne und bei entzündlicher und empfindlicher Gesichtshaut täglich ein zehnminütiges Gesichtsdampfbad durchführen.

Homöopathische Verwendung

In der Homöopathie wird Hamamelis häufig verwendet bei Krampfadern (besonders wenn sie empfindlich sind, schmerzen und leicht bluten), Hämorrhoiden (juckend, brennend, blutend), Venenentzündung, venös bedingten Stauungen (Ödemen) und Blutungen von eher dunkler Farbe (venös) aus Nase, Mund, Magen, Darm, Blase; nach einer Zahnextraktion, Blutungen aus offenen Wunden und bei übermäßiger Monatsblutung (bei stärkeren Blutungen, Blut im Urin, Stuhl oder Erbrochenem nur im Rahmen der ersten Hilfe bis zur ärztlichen Versorgung!).

Kennzeichnend ist für alle Beschwerden, dass sie mit einem Gefühl der Zerschlagenheit, mit Schmerzen oder Wundgefühl einhergehen und durch feuchtwarmes Wetter verschlimmert werden.

Bei akuten Beschwerden, besonders wenn Blutungen und Schmerzen mit leichtem Prellungsgefühl vorliegen, Hamamelis D6, dreimal täglich eine Gabe. Bei chronischen Beschwerden Hamamelis D12, einmal täglich eine Gabe.

Mögliche Nebenwirkungen

Hamamelis ist äußerlich angewendet ausgesprochen gut verträglich. Seltene allergische Reaktionen sind nur nach der Verwendung von Fertigpräparaten auf Extraktbasis bekannt (nicht bei solchen auf Destillatbasis).

Bei der inneren Anwendung sehr hoch dosierten Tees können die Gerbstoffe, besonders bei magenempfindlichen Personen, Magenreizungen mit Übelkeit und Erbrechen auslösen. Halten Sie sich daher an die oben angegebenen Dosierungen.

Kamille, Echte *(Chamomilla matricaria recutita)*

Seit alters her zählt die Kamille zu den am häufigsten arzneilich verwendeten Heilpflanzen. Ihre Beliebtheit basiert auf den ausgezeichneten Heilwirkungen, die für eine ganze Reihe von Beschwerden längst auch wissenschaftlich nachgewiesen sind.

Die Kamille gehört zu den am besten pharmakologisch untersuchten Heilpflanzen unserer Heimat. Die nordischen

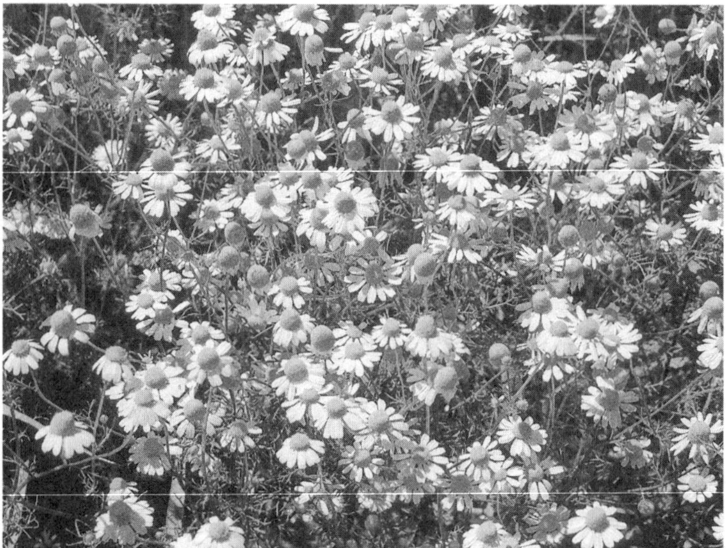

Völker haben ihre mit weißen Randblüten besetzte gelbe Blütenscheibe mit der Sonne verglichen und ordneten sie dem Sonnengott Baldur zu. Besonders wirkstoffreich und wirksam ist die Echte oder deutsche Kamille; schwächer, mit dem Schwergewicht auf der beruhigenden Eigenschaft, wirkt die Römische oder edle Kamille *(Anthemis nobilis* oder *Chamomilla nobilis)*, die in südlichen Breiten beheimatet ist.

Arzneilich verwendete Pflanzenteile

Kamillenblüten

Drogenbezeichnung

Matricariae flos (Kamillenblüten)

Inhaltsstoffe

Als wichtigster Bestandteil 0,6 bis ein Prozent Kamillenöl, das das blaue Chamazulen (bis 15 Prozent), alpha-Bisabolol (bis 25 Prozent) sowie Bisabololoxide (bis 30 Prozent), Farnesen und Cumarine (Umbelliferon, Herniarin) enthält. Weitere Wirkstoffe sind die Flavonoide Apigenin, Luteolin, Palutelin und Quercetin sowie etwa zehn Prozent Schleimstoffe.

Zubereitung

Teeaufguss: Zwei Teelöffel Blüten mit einem Viertelliter siedendem Wasser übergießen, fünf bis zehn Minuten bedeckt ziehen lassen, durchseihen und dabei die Blütenköpfchen auspressen. Für Umschläge, zum Gurgeln und für Spülungen lassen Sie den Aufguss 15 Minuten ziehen. Lauwarm verwenden.

Anwendung
Ihre entzündungswidrige Eigenschaft macht die Kamille zu einem der wichtigsten Heilmittel bei allen Entzündungen von Haut und Schleimhaut. Nach heutigem Kenntnisstand ist die kräftige entzündungshemmende Wirkung der Kamillenblüten vor allem auf das Chamazulen zurückzuführen, aber auch auf verschiedene Flavonoide und das alpha-Bisabolol. Chamazulen und Bisabolol haben antiseptische (antibakterielle, antifungale) und wundheilende Eigenschaften, das Bisabolol zudem eine antiulzerogene. Äußerlich und langfristig angewendet kommt die entzündungshemmende Kraft der Kamille vielfach der von schwächeren Kortisonpräparaten nahe. Ihre krampflösend-beruhigende Wirkung ist auf die Flavonoide und verschiedene Ätherischölbestandteile zurückzuführen. Erst die Kombination der verschiedenen Wirkstoffe macht sie zu dem Heilmittel, das sie ist.

Badezusatz: 50 bis 100 Gramm Blüten mit einem Liter siedendem Wasser übergießen, 15 Minuten zugedeckt ziehen lassen, durchseihen und dem Badewasser zugeben.
Inhalation: Eine Hand voll Blüten in ein bis zwei Liter kochendes Wasser geben.

Tee

Bei allen entzündlichen akuten und chronischen Beschwerden der Schleimhäute wie Magen-Darm-Katarrh, Magenschleimhautentzündung mit Sodbrennen und Magendruck, entzündlich gereiztem Dickdarm, bei Magengeschwüren sowie bei Magenkrämpfen, Blähungen, Magenverstimmung und Gärungszuständen im Darm; bei Erkältung, Schnupfen und Nebenhöhlenentzündung (vor allem in Teemischungen); für Frauen zur sanften Anregung der Regelblutung und Linderung leichterer Unterleibskrämpfe. Man trinkt drei- bis viermal täglich eine Tasse Kamillentee, bei chronischen Zuständen kurmäßig drei bis vier Wochen. Bei Verdauungsbeschwerden nicht süßen und bei akuten Magen-Darm-Krämpfen zwei Tassen hintereinander schluckweise trinken.

Nach Absprache mit einem erfahrenen Therapeuten empfiehlt sich bei Magengeschwüren eine ein- bis zweiwöchige Kamillenkur (siehe Gastritis, Seite 97 f.). Die Kamille ist hier ein ausgezeichnetes naturheilkundliches Heilmittel.

Kamillentee ist wegen seiner milden, aber deutlichen Wirkung hervorragend für die Behandlung von Kindern geeignet. Aufgrund ihrer beruhigend-krampflösenden Eigenschaft hilft sie bei nervösen Spannungen, Schlafstörungen und Bettnässen sowie bei Beschwerden in der Zahnungsperiode. Bei Kindern dosieren Sie einen Teelöffel Blüten pro Tasse; zwei bis drei Tassen täglich trinken.

Dampfbäder

Bei akuten und chronischen Entzündungen der Nase, des Rachens und der Nebenhöhlen, auch bei Bronchitis ein- bis zweimal täglich mit Kamillendampf inhalieren. Forschungen der Universität Gießen über Inhalationen mit Kamillenblütendampf bei Schnupfen und Nebenhöhlenkatarrh zeigten, dass Kamille die Bakteriengifte von Streptokokken und Staphylokokken unschädlich machen kann.

Gurgelmittel

Bei Entzündungen der Mund-, Zahn- oder Rachenschleimhaut sowie bei Angina mehrmals täglich spülen und gurgeln. Rezeptmischungen mit anderen Heilpflanzen finden Sie im Beschwerdenteil.

Umschläge

Bei allen Formen von Hautentzündungen und Ekzemen, besonders auch allergischen Ursprungs, bei schlecht heilenden Wunden, leichteren Verbrennungen, Geschwüren wie Abszess und Furunkel, bei Flechten sowie entzündeten Hämorrhoiden, Aftereinrissen und anderen Entzündungen im Anal- und Vaginalbereich mehrmals täglich Umschläge anlegen (locker und luftdurchlässig), die Sie mit Kamillentee oder verdünnter Kamillentinktur tränken.

Hervorheben muss man, dass auch die häufig schwer therapierbaren allergisch bedingten Entzündungen von Haut und Schleimhaut wie Kontaktekzeme, Nesselsucht und Darmreizungen infolge von Nahrungsmittelunverträglichkeit oft ausgesprochen gut auf Kamille ansprechen. Zusätzlich in diesem Fall mehrmals täglich eine Tasse Tee trinken.

Bad

Bei juckenden Ekzemen und schlecht heilenden Wunden (keine Selbstbehandlung bei offenen Wunden ohne Absprache!) einmal täglich baden. Bei entzündeten Hämorrhoiden mit einer Hand voll Kamillenblüten auf zwei bis drei Liter kochendes Wasser ein Sitzbad nehmen. Das Sitzbad eignet sich auch bei Vaginalreizungen (sonst können Sie auch einen Aufguss für Spülungen benutzen).

Homöopathische Verwendung

Homöopathisch wird Kamille in erster Linie bei Beschwerden des Nervensystems angewendet: bei unruhigen Kindern (Nervenüberempfindlichkeit von Säuglingen und Kleinkindern), Schlaflosigkeit, Reizbarkeit, nervöser Unruhe und Überempfindlichkeit jeder Art, bei Nervenschmerzen im Gesichts- und Kopfbereich, Zahnschmerzen, Magen- und Darmkrämpfen, Glieder- und Muskelschmerzen. Ein Kennzeichen für die homöopathische Anwendung ist, wenn sich die Beschwerden abends und nachts, durch Wärme, Ärger und Aufregung verschlimmern (Koliken werden allerdings durch Wärme gebessert).

In den genannten Fällen gibt man drei- bis fünfmal täglich eine Gabe Chamomilla D4 oder D6. Im akuten Fall auch bis zu achtmal täglich eine Gabe.

Mögliche Nebenwirkungen

Kamillentee nicht für Augenspülungen verwenden (möglicherweise reizend) und nicht in den ersten Schwangerschaftswochen anwenden (menstruationsunterstützend). Bei einer Langzeitanwendung (über mehrere Monate) sollten Pausen eingelegt werden, da sich die Wirkung im Lauf der

Zeit abschwächt und außerdem die Schleimhäute aufquellen können. Sehr selten treten nach der Anwendung von Kamille Allergien auf, gelegentlich bei einer Korbblütlergruppenallergie.

Linde *(Tilia platyphyllos, Sommerlinde; Tilea cordata, Winterlinde)*

Die Lindenblüten, der wichtigste arzneilich verwendete Teil des Lindenbaums, sind aufgrund ihrer guten Heilwirkung bei Erkältungen aller Art in diese Hausapotheke aufgenommen

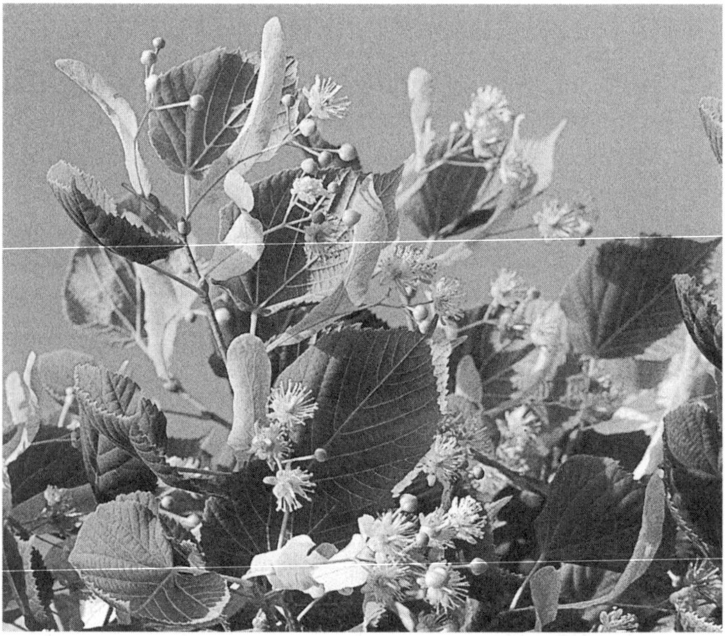

Anwendung
Lindenblütentee sollte besonders zur Grippezeit nicht im Haus fehlen. Die Blüten stehen bei jeder Form von Erkältung, um das Schwitzen und die Ausscheidung von Giftstoffen zu erleichtern, aber auch zur abwehrsteigernden Vorbeugung, an erster Stelle. Die genannten Eigenschaften sind nach heutigem Kenntnisstand auf die Flavonoide und das ätherische Öl zurückzuführen.
In einer Kinderklinik in Chikago stellten Ärzte fest, dass Aspirin plus Lindenblütentee den Einsatz von Sulfonamiden und Penicillinen oftmals entbehrlich machen. Im Gegenteil, die so behandelten Kinder wurden schneller gesund als die, die Antibiotika erhielten.

worden. Dem Lindenbaum wird in zahlreichen Sagen, Märchen und Mythen eine menschenfreundliche, weissagende und heilende Kraft zugesprochen. Er war Dorftreffpunkt und Schicksalsbaum zugleich.

Die Dorflinde galt sowohl den Germanen als auch den Slawen als ein heiliger Baum, unter dem das Gericht seines Amtes waltete. Auf die medizinische Wirksamkeit der Linde scheint man erst im Mittelalter, etwa durch den italienischen Arzt Matthioli, aufmerksam geworden zu sein. Seitdem ist allerdings ihr Ansehen stetig gestiegen.

Arzneilich verwendete Pflanzenteile
Lindenblüten

Drogenbezeichnung
Tilia flos (Lindenblüten)

Inhaltsstoffe

Die Blüten enthalten etwa 0,8 Prozent glykosidische Flavonoide wie Quercetrin, Isoquercetrin, Astralgin und andere Quercetin- und Kampferölverbindungen, das cyanogene Glykosid Sambunigrin, ätherisches Öl (etwa 0,02 Prozent) mit Farnesol, Gerbstoffe, etwa zehn Prozent Schleimstoffe, Zucker und den Farbstoff Hesperidin.

Zubereitung

Teeaufguss: Ein bis zwei Teelöffel Blüten mit einem Viertelliter kochendem Wasser übergießen.

Tee

Bei Erkältung, Grippe und Fieber dreimal täglich eine Tasse so heiß wie möglich trinken (zwei Teelöffel Blüten pro Tasse). Nach Wunsch mit Honig süßen.

Bei Katarrhen der Atemwege kommen zusätzlich die leicht auswurffördernden, reizlindernden und abwehrsteigernden Eigenschaften der Lindenblüten zum Tragen. Teerezepturen finden Sie unter den Stichworten Erkältung, Schnupfen und Husten im Beschwerdenteil.

Zur Vorbeugung bei erhöhter Ansteckungsgefahr, nassen Füßen oder Unterkühlung dreimal täglich eine Tasse trinken. Bei einer vorbeugenden Monatskur den Aufguss mit nur einem Teelöffel bereiten.

Mögliche Nebenwirkungen

Da einige Forscher behaupten, dass der ständige Gebrauch von Lindenblüten das Herz schädigen könne, sollte man vorsichtshalber vom Dauergebrauch Abstand nehmen. Herz-Kreislauf-Kranke dürfen ohne Absprache keine Schwitzkuren durchführen.

Melisse *(Melissa officinalis)*

Zerreibt man ein frisches Melissenblatt zwischen den Fingern, entfaltet sich ein angenehmer, etwas zitronenartiger Duft, weshalb man die Melisse auch Zitronenmelisse nennt. Bereits im 1. Jahrhundert n. Chr. wird sie von Plinius als Arzneipflanze bei Hypochondrie und Hysterie erwähnt, nervösen Beschwerden also, die auch bis heute ihre Hauptanwendung geblieben

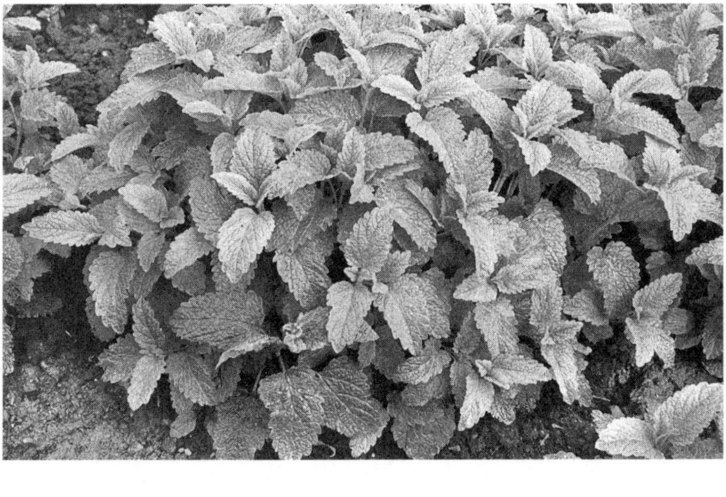

sind. Durch die Benediktinermönche fand die Melisse ihren Weg über die Alpen, wo sie sich in klösterlichen Arznei- und bald auch in Bauerngärten rasch verbreitet hat.

Arzneilich verwendete Pflanzenteile

Melissenblätter

Drogenbezeichnung

Melissae folium (Melissenblätter)

Inhaltsstoffe

0,1 bis 0,3 Prozent ätherisches Öl (Kulturen bis zu 0,8 Prozent) mit Monoterpenen (40 Prozent Citronellal, 30 Prozent cis- und trans-Citral, Citronellol, Linalool und Geraniol) und Sesquiterpenen (vor allem Caryophyllen), Phenolcarbonsäuren (z.B. Rosmarinsäure), Bitterstoffe, »Laminaceen«-Gerbstoffe sowie etwas Flavonglykoside.

Zubereitung

Teeaufguss: Drei Teelöffel Blätter mit einem Viertelliter kochendem Wasser übergießen.
Badezusatz: 50 Gramm Blätter mit einem Liter Wasser erhitzen, nach zehn Minuten abseihen und ins Bad geben.

Tee

Bei Schlafstörungen, Konzentrationsschwäche, nervösen Herz-, Magen- und Darmbeschwerden, Blähungen, Galle-

Anwendung
Die Zitronenmelisse ist eine der wichtigsten beruhigend-ausgleichenden und krampflösenden Heilpflanzen. Zudem wird sie ausgezeichnet vertragen, so dass sie sich hervorragend für die Langzeitbehandlung eignet. Im Vordergrund steht ihre Wirkung auf das Nervensystem bei nervösen Beschwerden aller Art. Vorteil gegenüber anderen beruhigend wirkenden Heilkräutern wie Hopfen und Baldrian ist, dass Melisse beruhigt, ohne müde zu machen, so dass sie auch tagsüber genutzt werden kann. Das naturreine (wichtig!) ätherische Melissenöl hat hervorragende beruhigende und antivirale Eigenschaften. Es eignet sich gut zur Herpesbehandlung.

erkrankungen, nervösen Unterleibsbeschwerden, schmerzhafter Menstruation und klimakterischen Beschwerden drei bis vier Tassen täglich trinken. Den Tee mit Honig süßen, bei Verdauungsbeschwerden ungesüßt trinken. Für die längere Anwendung bereitet man den Aufguss mit nur zwei Teelöffeln zu.

Bad

Bei nervösen Störungen, speziell auch im Zusammenhang mit der monatlichen Regelblutung, eignet sich zusätzlich zur inneren Teeanwendung ein Melissenvollbad mit dem Teeaufguss (mehrmals wöchentlich, nicht bei trockener Haut). Im Handel sind auch fertige Badeöle erhältlich, die aber meist Citronell- und Lemongrasöle enthalten, die dem Melissenöl ähneln, aber wesentlich billiger und nicht so wirksam sind.

Homöopathische Verwendung

Melisse wird in der Homöopathie als Nerven- und Beruhigungsmittel verwendet. Angewendet wird bei akuten Beschwerden dreimal täglich Melissa officinalis D4 oder D6.

Pfefferminze *(Mentha piperita)*

Die Pfefferminze gehört zu den ältesten bekannten Heilpflanzen. Schon in den ersten chinesischen Kräuterbüchern, die mehr als 2000 Jahre v. Chr. geschrieben wurden, findet man Hinweise auf die Heilkraft der Minzen. Gesichert sind Kulturen mit der echten Pfefferminze in Ägypten bereits 1200 v. Chr., wie man aus Blumengebinden, die in altägyptischen Gräbern gefunden wurden, herleiten konnte. Vermutlich hat die Pfefferminze oder eine verwandte Zuchtform im Lauf

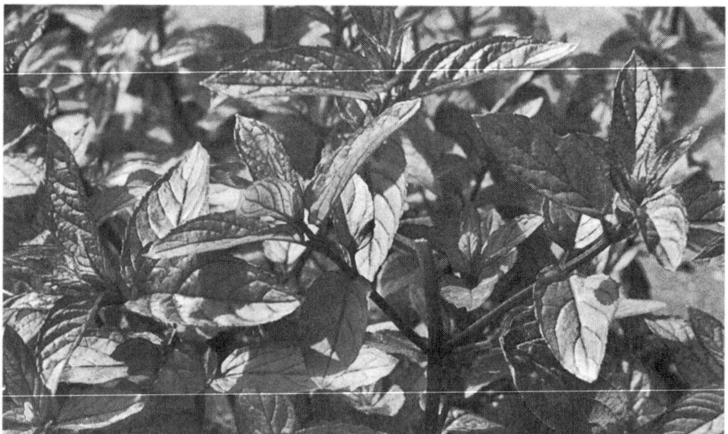

der Jahrhunderte von China aus über den Süden Europas und seine Klostergärten ihren Weg nach Norden gefunden.

Arzneilich verwendete Pflanzenteile

Pfefferminzblätter

Drogenbezeichnung

Menthae piperitae folium (Pfefferminzblätter)

Inhaltsstoffe

Mindestens 1,2 Prozent ätherisches Öl, das sich je nach den Wachstumsbedingungen und auch im Verlauf der Blattentwicklung unterschiedlich zusammensetzt: 39 bis 55 Prozent Menthol, 14 bis 32 Prozent Menthon, ein bis neun Prozent Menthofuran, 2,8 bis zehn Prozent Menthylacetat, 3,5 bis 14 Prozent Cineol, ein bis fünf Prozent Limonen sowie Isomenthon, Betacryophyllin, Germecran, Pulegon, Piperiton, Piperitenon und 0,1 Prozent Jasmon. Außerdem enthalten die Blätter Bitterstoffe, Flavonoide und Gerbstoffe.

Zubereitung

Teeaufguss: Ein bis zwei Teelöffel Blätter mit einem Viertelliter kochendem Wasser übergießen.

Tee

Bei Übelkeit und Brechreiz, gallebedingten Magenbeschwerden, Gärungs- und Fäulnisprozessen in Magen und Darm mit

Anwendung

Besonders das ätherische Öl mit seinen Terpenen verleiht der Pfefferminze ihre ausgezeichneten krampflösenden, antiseptischen, galleabflussanregenden und -sekretionsfördernden Eigenschaften. Der Hauptwirkstoff Menthol, der so genannte Pfefferminzkampfer, hat stark antiseptische und zudem eine entspannende und darmbewegungshemmende Wirkung. Den Bitterstoffen kommt die verdauungsanregende und tonisierende Rolle zu, den Gerbstoffen die leicht antidiarrhoische. Ein wichtiger Unterschied zur Wirkkraft der Kamille liegt darin, dass der Pfefferminze jeder entzündungshemmende Effekt fehlt. Man wendet sie daher nicht bei entzündlichen Prozessen in Magen und Darm und bei Magengeschwüren an, idealen Kamillenheilanzeigen. Der beruhigende (anästhesierende) krampf- und schmerzlindernde Effekt auf die Schleimhaut von Magen und Darm und die verdauungsanregende Wirkung stehen bei der Pfefferminze im Vordergrund.

Der Pfefferminze ähnlich ist die Krauseminze (*Mentha spicata*). Ihr ätherisches Öl enthält kein Menthol, dafür aber Carvon, einen der Hauptwirkstoffe des Kümmels, weshalb sie auch bei Blähungen gut wirksam ist.

Blähungen und Magendruck bis hin zu Krämpfen (Koliken) und bei Periodenschmerzen zwei bis drei Tassen täglich ungesüßt trinken, am besten nach den Mahlzeiten.

Mögliche Nebenwirkungen

Die Pfefferminze sollte nicht angewendet werden bei Gallenblasenentzündungen, schweren Leberschäden und einem

Verschluss der Gallenwege durch Gallensteine. Aufgrund ihrer anregenden Wirkung sollte Pfefferminze nur morgens eingenommen werden, wenn jemand unter nervöser Unruhe und Schlafstörungen leidet. Bei Dauergebrauch wirkt Pfefferminze stopfend, weshalb davon abzuraten ist.

Salbei *(Salvia officinalis)*

Salbei gilt seit dem Altertum als entzündungslindernde und kräftigende Heilpflanze. Auch seine antiseptische Kraft ist schon seit langem bekannt. Früher wurden in Räumen, in denen Schwerkranke lagen, Salbeiblätter zur Desinfizierung verbrannt. Wie so viele Arzneipflanzen aus dem Mittelmeerraum, wurde der Salbei im frühen Mittelalter von Mönchen über die Alpen gebracht und bei uns kultiviert.

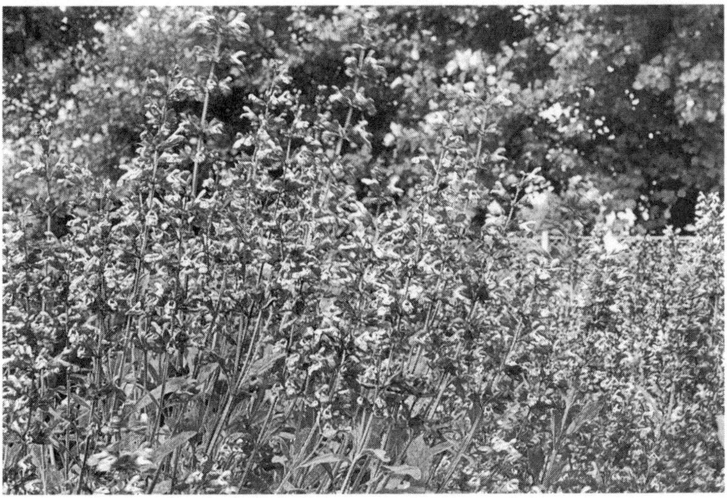

Arzneilich verwendete Pflanzenteile
Salbeiblätter

Drogenbezeichnung
Salvia folium (Salbeiblätter)

Inhaltsstoffe
Die Blätter enthalten etwa zwei Prozent ätherisches Öl, Harz, Flavonoide, Gerbstoffe (Rosmarinsäure) und Bitterstoffe. Im Öl findet man das wertbestimmende Thujon sowie Cineol, Borneol, Campher und Bornylacetat.

Zubereitung

Teeaufguss: Einen Teelöffel Blätter mit einem Viertelliter Wasser übergießen.
Aufguss für Umschläge und Gurgelmittel: Zwei Teelöffel Blätter mit einem Viertelliter kochendem Wasser übergießen und 20 Minuten ziehen lassen. Auf lauwarm abkühlen lassen und alle drei Stunden damit gründlich spülen und gurgeln oder für Umschläge verwenden.
Abkochung für Gurgelmittel: Eine Hand voll Blätter in einen Liter Wasser geben, zehn Minuten lang auf kleiner Flamme köcheln lassen. Mehrmals täglich damit gurgeln und spülen.

Tee

Zur Schweißhemmung bei labilem Nervensystem und in den Wechseljahren, bei Durchfall und anderen entzündlichen Er-

Anwendung
Im Vordergrund der Heilwirkungen stehen die hervorragenden entzündungslindernden, antiseptischen und zusammenziehenden Eigenschaften der Salbeiblätter auf die Mund- und Rachenschleimhaut. Bei Durchfall kommt zusätzlich ihre krampflösende Eigenschaft zum Tragen. An der entzündungshemmend-antiseptischen Wirkung des Salbeis sind sowohl das ätherische Öl, die Flavonoide als auch die Gerbstoffe beteiligt – ein Beispiel für den harmonischen Zusammenklang der verschiedenen Wirkstoffe einer Pflanze. Salbei hat neben seiner Wirksamkeit gegen Bakterien eine antivirale Wirkung.

krankungen von Magen und Darm sowie bei Appetitlosigkeit zwei bis drei Tassen täglich trinken. Den Aufguss zur Schweißhemmung mit zwei Teelöffeln bereiten, sonst mit einem Teelöffel. Bei Verdauungsbeschwerden nicht süßen. Bei Erkältung und Atemwegsbeschwerden kommt Salbei aufgrund seiner kräftigenden und schleimlösenden Eigenschaften als Bestandteil von Teemischungen zum Einsatz. Rezepturen finden Sie im Beschwerdenteil. Ebenfalls gemischt mit anderen Heilkräutern eignet sich Salbei zur Linderung von Blasen- und Harnwegsinfekten. Geschwächten Kindern kommt der kräftigende Effekt des Salbeis zugute, wenn man sie drei Wochen lang ein bis zwei Tassen Tee täglich trinken lässt. Mit Honig süßen.

Gurgelmittel

Bei allen Entzündungsvorgängen in Mund und Rachen, bei Angina, Mund- oder Zahnschleimhautentzündung, Aphthen und Geschwüren in der Mundhöhle mehrmals täglich mit dem Aufguss spülen und gurgeln. Die Abkochung ist für chronische Entzündungen besser geeignet, sie enthält mehr zusammenziehenden Gerbstoff.

Umschläge

Bei entzündlichen Hautkrankheiten wie nässenden Ekzemen oder schlecht heilenden Wunden mehrmals täglich Umschläge anlegen. Die Beschwerden nach Insekten- und Wespenstichen lindern Umschläge mit Salbeiabkochung. Noch besser wirkt, wenn man den Stich mit zerriebenen Salbeiblättern einreibt.

Spülung

Nach Absprache mit Ihrem Gynäkologen können Sie bei Weißfluss Salbeispülungen durchführen. Man bereitet hierfür einen Aufguss mit zwei Teelöffeln auf einem Viertelliter zuvor abgekochtes Wasser.

Homöopathische Verwendung

Zur Schweißhemmung gibt man dreimal täglich eine Gabe Salvia officinalis D2 oder D4 oder im akuten Beschwerdefall von der homöopathischen Urtinktur 20 Tropfen in ein wenig Wasser.

Mögliche Nebenwirkungen

Bei lang dauernder Einnahme alkoholischer Salbeiextrakte wurden epilepsieähnliche Krämpfe beschrieben. Dosiert man den schwächer wirkenden Salbeitee nach Vorschrift, sind keinerlei Nebenwirkungen zu befürchten, auch nicht bei einer kurmäßigen Anwendung über drei bis vier Wochen hinweg.

Tausendgüldenkraut *(Centaurium erythraea Rafn)*

Der medizinische Gebrauch des Krauts mit der schönen Blüte lässt sich von den Ärzten und Naturheilkundigen des Mittelalters über Plinius und Dioskorides bis hin zu Hippokrates im 5. Jahrhundert v. Chr. zurückverfolgen. Durch die

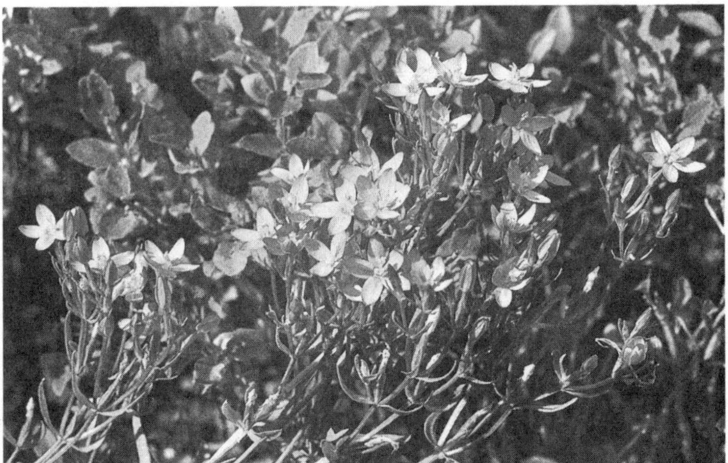

Jahrhunderte hindurch bis heute blieb Tausendgüldenkraut eine geschätzte Heilpflanze. Auch Johann Wolfgang von Goethe soll es bei Appetitstörungen und Verstopfung Linderung gebracht haben.

Arzneilich verwendete Pflanzenteile

Das blühende Kraut

Drogenbezeichnung

Centaurii herba (Tausendgüldenkraut)

Inhaltsstoffe

Die Bitterstoffe Gentiopikrin, Swertiamiarin, Centapikrin (sehr bitter), Desacetylcentapikrin, Swerosid. Weitere Inhaltsstoffe sind Flavonoide sowie geringe Mengen Pyridin- und Actinidin-Alkaloide. Mit einem Wert von 12 000 haben die Blüten den höchsten Bitterwert, die Stängel haben etwa 4000, die Blätter 1300. Der Bitterwert besagt, dass zum Beispiel die Blüten noch bitter schmecken, wenn sie mit Wasser im Verhältnis 1:12 000 verdünnt werden.

Zubereitung

Teeaufguss: Einen Teelöffel Kraut mit einem Viertelliter kochendem Wasser übergießen und zugedeckt fünf bis zehn Minuten ziehen lassen. Durchseihen und dreimal täglich eine Tasse 15 bis 30 Minuten vor den Mahlzeiten ungesüßt und schluckweise trinken.

Kaltauszug: Einen Teelöffel Kraut mit einem Viertelliter kaltem Wasser übergießen und unter gelegentlichem Umrüh-

Anwendung
Da die Bitterstoffwirkung ganz im Vordergrund steht, wird das Kraut zu den »reinen« Amara (Bittermitteln) gerechnet. Es steigert die Sekretion von Verdauungssaft und regt die Magen- und Darmbewegung an, wirkt dabei auch gallenkolikvorbeugend. Es heißt, Tausendgüldenkraut stellt in Magen und Darm die natürliche Ordnung wieder her. Aufgrund der deutlichen tonisierenden Wirkung hat man das Kraut vermutlich früher auch als Fiebermittel gebraucht. Sehr wertvoll ist es zur Bekämpfung von Schwächezuständen, wie sie häufig in der Rekonvaleszenz auftreten. Erwiesen ist dabei eine Anregung des sympathischen Nervensystems und des Kreislaufs. »Was bitter dem Mund, ist dem Magen gesund.« Dieser Spruch aus dem Volksmund trifft besonders auf das Tausendgüldenkraut zu.

ren sechs bis acht Stunden ausziehen. Kalt oder warm dreimal täglich eine Tasse vor den Mahlzeiten trinken.

Tee

Zur Förderung des Appetits und bei Verdauungsschwäche, zur Beseitigung von Gärungserscheinungen wie Blähungen, zur Kräftigung, in der Rekonvaleszenz sowie bei nervöser Erschöpfung drei Tassen Tee täglich vor den Mahlzeiten trinken. Oftmals wirkt ein Kaltauszug besser als der Aufguss.

Sinnvoll ist bei chronischen Beschwerden und zur Kräftigung eine lang dauernde, kurmäßige Anwendung, das heißt man sollte drei bis vier Wochen lang drei Tassen täglich schluckweise vor den Mahlzeiten trinken.

Mögliche Nebenwirkungen

Tausendgüldenkraut sollte nicht bei Magen- oder Darmgeschwüren sowie Gastritis angewendet werden.

Thymian *(Thymus vulgaris)*

Thymian ist ein Lippenblütler mit stark antiseptisch wirksamem ätherischem Öl. Der Halbstrauch wächst in felsigen Strauchheiden und immergrünen Buschwäldern (Mac-

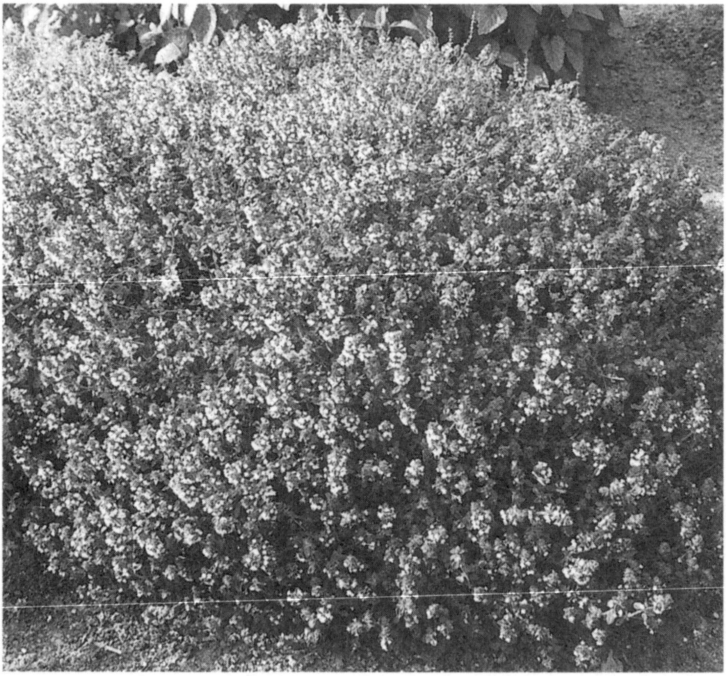

chien) des Mittelmeergebiets und des Balkans. Thymian wurde schon lange vor Christi Geburt im alten Ägypten und später bei den Griechen als Arzneipflanze verwendet. Wie viele andere Heil- und Gewürzkräuter wurde das aromatische Heilkraut von den Benediktinermönchen aus dem Mittelmeerraum über die Alpen gebracht. Seine arzneiliche Verwendung wird erstmals um das 11. Jahrhundert von der Äbtissin Hildegard von Bingen erwähnt.

Thymian ist eine beliebte Arznei- und Gewürzpflanze, die sowohl in Privatgärten als auch in großem Stil kultiviert wird. Der in unseren Breiten angebaute Gartenthymian ist aber weniger wirksam als der wild wachsende Echte Thymian aus den Mittelmeerländern mit seinem erheblich größeren Anteil des so wichtigen ätherischen Öls. Dieser hat auch einen größeren Wuchs und duftet weit intensiver.

Arzneilich verwendete Pflanzenteile

Das blühende Kraut

Drogenbezeichnung

Thymi herba (Thymiankraut)

Inhaltsstoffe

Mindestens 1,2 Prozent ätherisches Öl, Gerb- und Bitterstoffe, Flavonoide, Saponine. Das Öl besteht aus Phenolen mit den Hauptanteilen Thymol (etwa 50 Prozent) sowie Carvacrol, aus Terpenen (Thymolmonomethyläther, Cymol, Cineol, Borneol, Geraniol, Linalool) und Terpenkohlenwasserstoffen (Pinen und Cymen). Die genaue Zusammensetzung des Öls variiert je nach Herkunft, Klima und Wachstumsbedingungen stark.

Zubereitung

Teeaufguss: Einen Teelöffel Thymiankraut (ein bis zwei Teelöffel Quendelkraut) mit einem Viertelliter Wasser übergießen, bis zum Sieden erhitzen und zehn Minuten zugedeckt ziehen lassen.
Inhalation: Einen Esslöffel Kraut in ein bis zwei Liter kochendes Wasser geben.
Badezusatz: 100 Gramm Thymian in einem Liter Wasser bis zum Kochen erhitzen und 20 Minuten ausziehen. Den abgefilterten Sud dem Badewasser zugeben.

Tee

Bei Reiz- und Krampfhusten, Keuchhusten, auch bei Asthma; bei Erkältung, Grippe und Schnupfen; bei gärungsbedingten Verdauungsstörungen mit Blähungen, Krämpfen und dünnen Stühlen; zur Appetitförderung, Kräftigung und Nervenstärkung drei Tassen Tee täglich mit Honig gesüßt trinken (bei Verdauungsbeschwerden ungesüßt). Besonders gut schmeckt ein Tee mit einem Zweig frischen Thymians pro Tasse.

Zur allgemeinen Kräftigung und bei niedrigem Blutdruck ist ein morgendlicher Thymiantee anstatt Kaffee oder Tee zum Frühstück sehr empfehlenswert. Drei bis vier Wochen lang eine Tasse trinken, mit Honig süßen. Unterstützend, besonders in Teemischungen, hilft Thymian auch bei Entzündungen der Harnwege und der Blase.

Anwendung
Thymian gehört zu den wichtigsten antiseptisch wirksamen Heilmitteln. Er regt die Bildung weißer Blutkörperchen an und fördert auf diese Weise unser körpereigenes Immunsystem. Das vorherrschende Einsatzgebiet des Thymians sind die Atemwege: »Was die Pfefferminze für Magen und Darm, das ist der Thymian für Atemwege und Bronchien«, sagte schon der Altmeister der Phythotherapie, Professor Weiß. Seine antiseptische, krampf- und schleimlösende Eigenschaft kommt hier zum Tragen. Thymian regt aber auch die Verdauung und den Kreislauf an, stärkt und tonisiert. Der Quendel oder »deutsche Thymian« *(Thymus serpyllum)* ähnelt dem Echten Thymian in Inhaltsstoffen und Wirkweise und kann daher in gleicher Weise verwendet werden. Quendel nannte man früher auch das Antibiotikum der armen Leute. Thymianöl wirkt aufgrund seines Thymol-/Carvacrol-Gehalts noch in einer Konzentration von 1:3000 hemmend auf die meisten Wundbakterien. Zahnpasten, die Thymian in verdünnter Lösung zu 0,10 Prozent enthalten, zerstören die Mikroben in der Mundhöhle innerhalb von drei Minuten.

Inhalation

Bei Husten zur Auswurfförderung und Schleimlösung.

Bad

Bei chronischer Arthritis und Gicht, aber auch zur Auswurfförderung und Schleimlösung bei chronischer Bronchitis (ohne Fieber und bei intaktem Kreislauf).

Mögliche Nebenwirkungen

Überdosierungen mit Thymian oder Quendel (besonders des ätherischen Öls) können bei dazu veranlagten Personen eine Überfunktion der Schilddrüse auslösen. Dies kann auch bei häufiger Verwendung von Zahnpasten geschehen, denen Thymol zugesetzt wurde. Ab einer Menge von 6 Gramm pro Tag wirkt Thymol toxisch. Auch der schwächer wirkende Tee sollte nicht in höheren Dosierungen als angegeben und nicht in der Schwangerschaft, bei Bluthochdruck oder Schilddrüsenüberfunktion verwendet werden.

Heckenrose *(Rosa canina)*

Ergänzend zu den »Top Ten« der Heilpflanzen unserer Hausapotheke sollten Sie auch die Hagebutte vorrätig haben. Sie ist zwar kein direktes Heilkraut, aufgrund ihres guten Geschmacks aber bei vielen Rezepten zur Geschmacksverbesserung geeignet. Zudem ist Hagebuttentee ein gesundes, durstlöschendes Getränk für die ganze Familie. Nicht zu unterschätzen ist der Vitamin-C-Gehalt der Hagebutten. Frische Früchte und frisch daraus zubereitetes Mus enthalten mehr Vitamin C als die wegen ihres Vitamin-C-Reichtums gelobten Sanddornbeeren und als schwarze Johannisbeeren. Nur die Acerolakirsche weist ein wenig mehr auf (siehe Tabelle).

Werden die Hagebutten schonend getrocknet und auch bei der Teezubereitung nur mit siedendem, nicht kochendem Wasser übergossen, können sie noch beachtliche Mengen Vitamin C enthalten, wenn auch mindestens 50 Prozent weniger als in frischem Zustand. Daher ist auch der reine Hagebuttentee durchaus bei Erkältung als abwehrsteigernder und zugleich durstlöschender Tee wärmstens zu empfehlen. Zudem regt er leicht die Harnausscheidung an, was die Ausschwemmung der bei einer Infektion anfallenden Giftstoffe erleichtert. Für einen durstlöschenden Tee übergießen Sie zwei Teelöffel zerkleinerte Hagebuttenfrüchte samt Kernen mit einem Viertelliter siedendem Wasser und lassen Sie sie 20 Minuten zugedeckt ziehen. Mehrmals täglich eine Tasse trinken.

Die Werte beziehen sich auf den Vitamin-C-Gehalt pro 100 Gramm frischer Früchte oder Gemüse. Bei Gemüse muss mit teilweise beträchtlichen Verlusten durch den Garvorgang gerechnet werden!

Acerolakirsche	1500 mg
Aprikose	42 mg
Brokkoli	110 mg
Erdbeere	60 mg
Gartenkresse	60 mg
Grapefruit	41 mg
Grünkohl	140 mg
Guave	500 mg
Hagebutten	1250 mg
Johannisbeere, schwarz	189 mg
Kiwi	100 mg
Meerrettich	114 mg
Orange	50 mg
Papaya	50 mg
Paprika, grün	140 mg
Petersilienblatt	166 mg
Rosenkohl	100 mg
Sanddornbeeren	450 mg
Schnittlauch	47 mg
Spinat	51 mg
Wirsing	50 mg
Zitrone	53 mg

Heilerde

Heilende Erden werden schon seit antiker Zeit zu medizinischen Zwecken verwendet. Eine sinnvolle Ergänzung der Hausapotheke ist Luvos Heilerde aufgrund ihrer stark entgiftenden, säurebindenden, entzündungshemmenden und durchblutungsfördernden Eigenschaft. Es handelt sich dabei um ein Naturprodukt ohne chemische Zusätze, das unterhalb der Erdoberfläche aus eiszeitlichen Ablagerungen gewonnen und speziell aufbereitet wird. Die fein vermahlene Erde enthält zahlreiche Mineralstoffe und Spurenelemente. Sie ist in zwei Formen erhältlich: als besonders feine Heilerde Typ I zur inneren und als etwas gröbere Heilerde Typ II zur äußeren Anwendung.

Hinweis: Bei chronisch-entzündlichen rheumatischen Erkrankungen und chronischen Arthrosen sind warme Anwendungen durchzuführen. Verrühren Sie dafür die Heilerde mit warmem Wasser, Kamillen- oder Hamamelistee.

Die beiden Heilerde-Typen

Heilerde Typ I bindet überschüssige Magensäure und lindert auf diese Weise gastritisbedingte Beschwerden wie Sodbrennen, Magendruck und Völlegefühl. Aber auch bei Durchfall hilft sie aufgrund ihrer giftbindenden Eigenschaft. Man gibt je nach Bedarf ein bis zwei Teelöffel Erde in ein halbes Glas Wasser oder in einen geeigneten Kräutertee und trinkt diese Menge morgens nüchtern und abends vor dem Schlafengehen, bei stärkeren Beschwerden zusätzlich mittags 30 Minuten vor dem Essen die gleiche Menge.

Bei einer akuten Magenübersäuerung mit Sodbrennen und saurem Aufstoßen nimmt man Heilerde in kleineren Mengen mehrmals täglich ein, bei Durchfall dagegen größere Mengen, und zwar bis zu mehreren Teelöffeln im Verlauf weniger Stunden.

Heilerde Typ II eignet sich bei Furunkeln, Ekzemen und anderen Hautausschlägen, bei oberflächlichen Venenentzündungen und bei geröteten oder überwärmten (entzündlichen) Gelenkserkrankungen. Die Entzündungserscheinungen werden gehemmt, Feuchtigkeit gebunden und die Hautdurchblutung gefördert. Bei Muskel- und Gelenkserkrankungen erfolgt eine tief greifende Anregung der Wärmebildung. Rühren Sie Heilerde mit zimmerwarmem Wasser (noch besser ist Kamillen- oder Hamamelistee) zu einem Brei mit salbenartiger Konsistenz an. Die Menge richtet sich nach der Größe der Auflage und sollte etwa messerrückendick aufgebracht und mit einem Leinen- oder Baumwolltuch abgedeckt werden. Ein Wolltuch darüber geben. Leinen- und Wolltuch müssen nach außen hin abschließen. Der Wickel bleibt eineinhalb bis zwei Stunden liegen und sollte bei Abnahme getrocknet sein. Wichtig ist bei kühlenden Auflagen, dass der behandelte Körperteil vor der Anwendung warm ist. Halten Sie sich auch insgesamt während der Anwendung warm, und decken Sie sich zu. Tritt Kältegefühl auf, sorgen Sie mit Wärmflaschen für Wärmezufuhr, sonst die Anwendung abbrechen. Heilerdeauflagen können je nach Art der Beschwerden mehrmals wöchentlich durchgeführt werden, auch über einen längeren Zeitraum hinweg.

Beschwerden von A–Z

In diesem Kapitel sind in alphabetischer Reihenfolge eine Vielzahl von Beschwerden angeführt. Einer kurzen Beschreibung folgen geeignete Anwendungen der »Top Ten« und allgemeine Ratschläge zur Linderung. Liegt die genaue Zubereitung bereits im allgemeinen Anwendungsteil und in den Pflanzensteckbriefen vor, wird sie nicht noch einmal erklärt. Lesen Sie bitte in diesen Fällen dort nach. Halten Sie sich dabei an die angegebenen Dosierungen und Anwendungszeiten, damit ein bestmöglicher Heilungserfolg ohne Nebenwirkungen gewährleistet ist.

Abszess

Ein Abszess ist eine umschriebene eitrige Entzündung, die meist durch das Bakterium Staphylokokkus verursacht wird. Es kommt dabei zur Zerstörung von Gewebe, wodurch ein Hohlraum entsteht, der sich mit Eiter füllt. Die Symptome sind Rötung und schmerzhafte Schwellung der betroffenen Hautstelle.

Ist die Entzündung nicht sehr stark, kann man durch naturheilkundliche Maßnahmen lindern und das »Reifen« des Abszesses beschleunigen, so dass der Eiter abfließen kann. Um die Entzündung eines bereits offenen Abszesses zu bessern, muss ein keimfreier Wundverband angelegt werden.

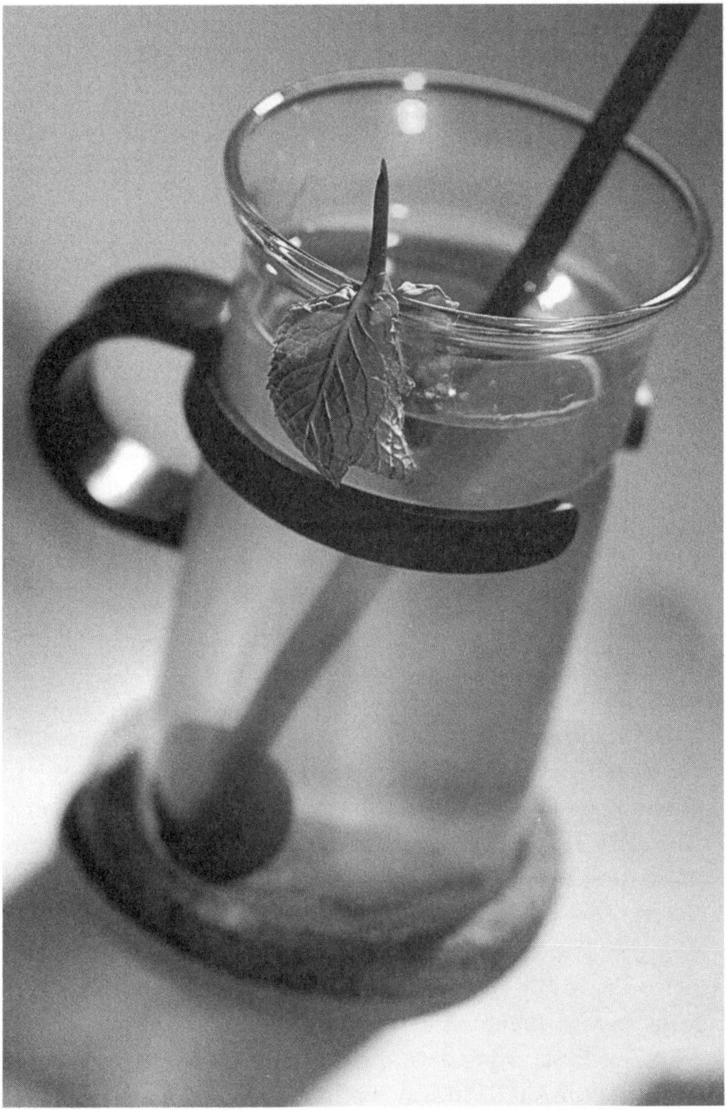

Bei der Zubereitung von Aufguss oder Abkochung für Umschläge sollte unbedingt abgekochtes Wasser verwendet werden, um zu verhindern, dass zusätzliche Keime in die Wunde gelangen. Mehrmals täglich mit dem Heiltee getränkte sterile Kompressen auflegen und locker und luftdurchlässig mit einem sauberen, trockenen Tuch umwickeln.

Zur Entzündungslinderung eignen sich Umschläge mit verschiedenen Heilkräutern aus unserer Hausapotheke sowie Heilerdeauflagen, die mit den Kamille- oder Hamamelisaufgüssen zubereitet werden können:

- Umschläge oder Heilerdeauflagen mit abgekühltem Kamillenaufguss (drei Teelöffel Blüten auf einen Viertelliter Wasser) oder mit Kamillentinktur (einen Teelöffel auf einen Viertelliter Wasser).
- Umschläge oder Heilerdeauflagen mit Hamamelis. Man verwendet den lauwarmen Blätteraufguss (ein bis zwei Esslöffel auf einen halben Liter Wasser) oder die stärker gerbstoffhaltige Abkochung aus Blättern oder Rinde (ein bis zwei Esslöffel auf einen halben Liter Wasser). Besonders empfehlenswert ist, Hamamelis- mit Kamillenumschlägen abzuwechseln.
- Auch kühle Arnikaumschläge sind zur Entzündungslinderung geeignet (einen halben Teelöffel Tinktur auf einen Viertelliter Wasser).
- Um die Reifung des Abszesses zu beschleunigen, eignet sich eine Eibischwurzelauflage: Man erhitzt hierfür den Eibischwurzelkaltauszug und legt eine mit dem Auszug getränkte Mullkompresse so heiß wie möglich auf die betroffene Stelle.

Tipp: Darauf sollten Sie achten
Abszesse im Gesicht oder an den Schleimhäuten (etwa im Genital- oder Analbereich), solche mit ausgeprägter Entzündung oder wenn sich diese im Lauf der Behandlung verschlimmert, erfordern eine Behandlung durch einen erfahrenen Therapeuten. Versuchen Sie keinesfalls, den Abszess selbst aufzustechen oder aufzudrücken, da gefährliche Infektionen die Folge sein können.

Abwehrschwäche

Viele Menschen leiden heute an einer Schwächung ihres körpereigenen Abwehrsystems. Der »innere Arzt« ist überlastet durch falsche Lebensweise, die große Schadstoffbelastung und permanente Reizüberflutung. Es kommt zu einem Gefühl allgemeiner Schwäche bis hin zu Erschöpfungszuständen und einer Anfälligkeit für Infektionen wie Erkältungskrankheiten, Grippe und Pilzbefall, die auch nur langsam ausheilen.

Sinnvoll und notwendig ist hier eine individuell von einem erfahrenen Fachmann verordnete Therapie. Unterstützen können Sie diese durch Bewegung an frischer Luft und eine vitalstoffreiche Nahrung mit ausreichenden Mengen an Vitaminen und Mineralstoffen. Auch einige Heilpflanzen aus der Hausapotheke wirken kräftigend und abwehrsteigernd und können zur allgemeinen Stärkung, aber auch zur gezielten Erkältungsvorbeugung eingesetzt werden. Für eine abwehrsteigernde Herbstkur verzehren Sie zur Fruchtreife drei Wochen lang jeden Morgen und Abend eine frische, entkernte Hagebuttenfrucht.

- Abwehrstärkender, wohlschmeckender Tee zur Erkältungsvorbeugung in den Übergangsjahreszeiten: Lindenblüten, Hagebuttenfrüchte mit Kernen und Melissenblätter zu gleichen Teilen mischen und einen Aufguss mit zwei Teelöffeln auf einen Viertelliter Wasser bereiten. Zwei bis drei Wochen lang zwei bis drei Tassen täglich mit etwas Honig gesüßt trinken. Sie können zu diesem Tee auch anstatt Honig einen Teelöffel frisch gepressten Zitronensaft geben. Wenn Sie in dieser Mischung die eher ausgleichend-beruhigend wirkende Melisse durch Pfefferminzblätter ersetzen, wirkt der Tee zusätzlich stimulierend und verdauungsfördernd. Manche Menschen regt Pfefferminze stark an, so dass diese Teemischung nicht abends getrunken werden sollte.
- Zusätzlich zu der oben genannten Teemischung können Sie ein bis zwei Tassen Thymian- oder Quendeltee täglich trinken, ebenfalls kurmäßig zwei bis drei Wochen lang zur allgemeinen Stärkung. Geben Sie dafür einen Teelöffel Thymiankraut oder zwei Teelöffel Quendelkraut in einen Viertelliter kaltes Wasser, das Sie bis zum Sieden erhitzen und zehn Minuten zugedeckt ziehen lassen. Mit Honig süßen oder mit Zitronensaft abschmecken. Thymiantee sollte nicht bei erhöhtem Blutdruck oder Schilddrüsenüberfunktion getrunken werden. Bei niedrigem Blutdruck empfiehlt sich dagegen eine Tasse Tee am Morgen.

Akne

Akne ist eine hartnäckige, meist langwierige Entzündung verstopfter Talgdrüsengänge, die oft mit der hormonellen Umstellung in der Pubertät verbunden ist. Auch seelische

Einflüsse sind bei der Entstehung der Akne von Bedeutung. Darauf deuten manche wohl hauptsächlich seelisch bedingten Aknefälle im Erwachsenenalter hin. Weitere mögliche Auslöser sind Chemikalien und Medikamente. Bei leichteren Aknefällen treten Mitesser, bei stärkeren eitergefüllte Bläschen (Aknepusteln) auf. Meist ist der Talgfluss vermehrt und die Haut fettig und glänzend. Bevorzugte Lokalisation der Hautveränderungen sind die talgdrüsenreichen Zonen im Gesicht, am Rücken und in der mittleren Brustregion. Die Behandlung schwerer oder langwieriger Akneerkrankungen ist Sache eines erfahrenen Therapeuten. Zuweilen kann auch der Einsatz von Antibiotika notwendig werden.

Die Hausapotheke bietet einige hilfreiche Anwendungen:

- Tägliche Reinigung mit einem Hamamelisblätteraufguss (drei Teelöffel Blätter auf einen Viertelliter Wasser). Das Gesicht mit dem lauwarmen Aufguss abtupfen und anschließend vorsichtig trocken tupfen.
- Zur Linderung der Entzündung mit einem Hamamelis- oder Salbeiblätteraufguss (drei Teelöffel auf einen Viertelliter Wasser) getränkte sterile Kompressen mehrmals täglich auf die entzündeten Stellen legen.
- Entzündungslinderndes und reinigendes Gesichtsdampfbad, das täglich durchgeführt werden kann, wenn Ihnen dies bekommt: Ein bis zwei Esslöffel Kamillenblüten in einen Topf mit einem Liter kochendem Wasser geben und das Gesicht fünf bis zehn Minuten über den Dampf halten. Anschließend die Feuchtigkeit vorsichtig abtupfen und zum Schließen der Poren ein Hamameliswasser (oder kühle Hamameliskompressen) verwenden. Zur Pflege eignet sich ein Präparat auf Hamamelisdestillatbasis.

Allgemeine Ratschläge

- Achten Sie auf strikte Sauberkeit, und wechseln Sie Waschlappen und andere Reinigungsmittel täglich.
- Überlassen Sie das Ausdrücken der Pickel qualifizierten Fachleuten, da es sonst durch Bakterienübertragung leicht zu einer Verstärkung und Ausbreitung der Entzündung kommt.
- Waschen Sie die meist zu fette Haut mit einer milden, entfettenden Seife.
- Verwenden Sie keine Kosmetika zum Abdecken oder fette Pflegesalben.
- Essen Sie nicht zu viel Fett, Süßes oder Scharfes, aber viel Obst und Gemüse.
- Führen Sie in Maßen Sonnenbäder durch (nicht bei ausgeprägter Entzündung), und achten Sie auf tägliche Bewegung an der frischen Luft.
- Führen Sie täglich ein Gesichtsdampfbad durch, wenn Sie dies vertragen.

- Für Gesichtsdampfbäder sind auch Salbeiblätter, Arnikablüten oder Hamamelisblätter geeignet. Man gibt ein bis zwei Esslöffel der jeweiligen Pflanze in einen Liter kochendes Wasser.
- Bei entzündeter und leicht fettender Gesichtshaut haben Heilerdepackungen einen hervorragenden Tiefenreinigungseffekt. Rühren Sie die Erde je nach Erfordernis zur Entzündungslinderung mit einem Kamillen- oder Hamamelisaufguss an, geben Sie sie etwa messerrückendick auf das Gesicht, und lassen Sie sie 20 Minuten einwirken. Anschließend vorsichtig mit lauwarmem Wasser abwaschen.

Analekzem siehe Hämorrhoiden

Angina

Unter einer Angina (lat. Enge) versteht man eine Entzündung des Gaumens und der Mandeln, die in der Mehrzahl der Fälle im Gefolge einer Erkältung oder Grippe auftritt. Zu akuten bakteriellen Infektionen (durch Streptokokken) kommt es häufiger in Kindheit und Jugend als im Erwachsenenalter. Sie müssen gut ausgeheilt werden, damit die Erkrankung nicht in die chronische Form übergeht. Ausgeprägte bakterielle Entzündungen erfordern fachmännische Behandlung. Bei eitrigen Entzündungen und um die Gefahr von Sekundärinfektionen auszuschließen kann sich die Gabe von Antibiotika als notwendig erweisen.

Tipp: Hilfe mit Halswickeln

Eine einfache, aber hilfreiche schmerzlindernde Anwendung bei einer akuten Angina ist ein kalter Halswickel: Tauchen Sie dazu ein zusammengefaltetes dünnes Handtuch in zimmerwarmes Wasser, dem Sie einen Esslöffel Essig zugegeben haben. Das Tuch leicht ausdrücken, zusammenfalten und zweimal um den Hals wickeln. Ein trockenes Tuch darüber legen. Nach etwa 15 Minuten den Hals waschen und abdecken. Falls notwendig, den Wickel wiederholen, wenn er warm geworden ist. Wenn diese Anwendung die Schmerzen lindert, können Sie sie zwei- bis dreimal täglich durchführen. Wickel sollen nur bei warmem Hals angelegt werden.

- Bei einer akuten Angina hilft Gurgeln mit einer Mischung aus Salbeiblättern und Kamillenblüten zu gleichen Teilen: drei Teelöffel auf einem Viertelliter Wasser als Aufguss zubereiten und alle zwei Stunden mit dem lauwarmen Aufguss spülen und gurgeln.

- Bei einer länger dauernden, chronischen Angina wechseln Sie am besten das Salbei-Kamillen-Gurgeln mit dem Gurgeln von Hamamelisblättern ab (Abkochung mit einem Esslöffel Blätter auf einem Viertelliter Wasser). Lauwarm mehrmals täglich damit spülen und gurgeln.
- Ebenfalls zum Gurgeln geeignet ist eine Abkochung (in diesem Fall nicht der Kaltauszug) aus Eibischwurzel. Bei einer Abkochung wird mehr Stärke und weniger Schleim ausgezogen als bei einem Kaltauszug, was in diesem Fall den stärker lindernden Effekt hat. Eibisch ist vor allem zur Reizlinderung angebracht. Man kocht für diesen Zweck drei bis vier Teelöffel Wurzelstückchen mit einem Viertelliter Wasser zehn bis 15 Minuten. Durchseihen und mehrmals täglich mit dem lauwarmen Sud spülen und gurgeln. Bei einer akuten Entzündung mit Kamille oder Salbei, bei einer chronischen mit Hamamelisblättern abwechseln.

Aphthen

Aphthen treten meist im Bereich von Zunge, Lippen, Wangenschleimhaut, Gaumen oder Zahnfleisch auf. Es handelt sich um kleine, umschriebene, von einem entzündlichen Saum umgebene Erhebungen der Mundschleimhaut, die mit einem weißlichen Belag versehen sind und sehr schmerzhaft sein können. Normalerweise hält die schmerzhafte Phase drei bis vier Tage an, innerhalb von zwei bis drei Wochen heilen die wunden Stellen dann wieder ab. Bei manchen Menschen kehren Aphthen immer wieder. Die Ursache ist nicht bekannt, vermutet werden Abwehrschwäche, Infektionen oder mangelhafte Ernährung.

Hinter einem starken Aphthenbefall kann sich auch ein ausgeprägter Herpes simplex (siehe Seite 114) oder Herpes zoster (siehe Seite 100) verbergen, ebenso tierische Maul- und Klauenseuche, die durch Tierkontakt oder infizierte Nahrungsmittel übertragen wurde. Bei ungeklärter Ursache und hartnäckigem Befall ist ein erfahrener Fachmann aufzusuchen.

Zur Linderung geeignet sind Spülungen mit Salbei- und Hamamelisblättern (Abkochung von zwei bis drei Teelöffeln der Mischung zu gleichen Teilen auf einem Viertelliter Wasser). Mehrmals täglich mit dem lauwarmen Sud spülen. Handelt es sich um eine stärkere Entzündung, wechseln Sie diese Spülung mit Kamillenspülungen ab (Aufguss mit zwei bis drei Teelöffeln auf einem Viertelliter Wasser).

Appetitlosigkeit

Appetitlosigkeit ist eine Gesundheitsstörung, der zahlreiche Ursachen zugrunde liegen können. Meist handelt es sich dabei um verschiedene Magen-Darm-Störungen, aber auch um Fieber, Nierenerkrankungen, nervös-seelische Probleme, allgemeine Schwäche oder Erschöpfungszustände. Häufig ist ein Mangel an Appetit mit mangelnder Magensaftbildung verbunden. Die genauen Ursachen herauszufinden und eine geeignete Therapie zu verordnen ist Sache eines erfahrenen Therapeuten. Bei einfachen Störungen, wie etwa der Erschöpfung nach einer Infektionskrankheit, nervöser Schwäche oder allgemeiner Erschöpfung, hat sich das bittere Tausendgüldenkraut bewährt. Es regt den Appetit, die Verdauungstätigkeit und die Bildung von Verdauungssäften an und hat eine allgemein kräftigende Wirkung. Sinnvoll ist eine langdauernde, kurmäßige Anwendung.

- Für das Tausendgüldenkraut ist ein wirkstoffschonender Kaltauszug empfehlenswert (zwei Teelöffel auf einen halben Liter Wasser). Verteilen Sie den halben Liter auf drei Portionen, und trinken Sie diese drei Wochen lang dreimal täglich eine halbe Stunde vor den Mahlzeiten lauwarm, schluckweise und ungesüßt.
- Als Alternative kann man Tausendgüldenkraut zu gleichen Teilen mit den ebenfalls verdauungssaftanregenden und blähungsvorbeugenden Pfefferminzblättern und den geschmacksverbessernden und leicht krampflösenden Melissenblättern mischen. Ein Teelöffel der nur leicht bitter schmeckenden Mischung mit einem Viertelliter Wasser als Aufguss zubereiten und fünf Minuten ziehen lassen. Zwei bis drei Tassen Tee kurmäßig drei Wochen lang eine halbe Stunde vor den Mahlzeiten schluckweise und ungesüßt trinken.

Tipp: Darauf sollten Sie achten

Bittere Tees nicht bei Gastritis und Magen-Darm-Geschwüren und nur nach Absprache mit dem Arzt bei Gallensteinen und in der Schwangerschaft trinken.

Blähungen

Während der Verdauungstätigkeit treten ununterbrochen Gasblasen auf, die aber zerlegt und resorbiert werden oder unmerklich abgehen. Als Blähung bezeichnet man Völle-

und Druckgefühl durch eine übermäßige, gärungsbedingte Gasansammlung im Dünndarm. Besonders starke Gasblasen, bei denen der Leib wie ein Luftballon aufgetrieben wird, können auch zu Herzbeschwerden führen.

Häufigste Ursache für Blähungen sind schlecht verträgliche Nahrungsmittel wie Hülsenfrüchte, Kohl oder Zwiebeln. Zugrunde liegen können aber auch Krankheiten der Leber, Bauchspeicheldrüse oder Gallenblase, Störungen der physiologischen Darmflora, eine allgemeine Verdauungsschwäche oder chronisch entzündete Darmschleimhäute. Hier muss die jeweilige Grundkrankheit von einem Fachmann diagnostiziert und behandelt werden.

Die folgenden Teerezepte aus unserer Hausapotheke lindern einfache Blähungen:

- Pfefferminz- und Melissenblätter sowie Thymiankraut zu gleichen Teilen mischen und aus zwei Teelöffeln auf einem Viertelliter Wasser einen Aufguss bereiten. Zwei bis drei Tassen bis zur Linderung der Beschwerden ungesüßt trinken.
- Auch das unter Appetitlosigkeit (siehe Seite 79) angeführte Teerezept mit dem ebenfalls blähungshemmenden Tausendgüldenkraut, gemischt zu gleichen Teilen mit Pfefferminze und Melisse, ist gut zur Linderung von Blähungen geeignet. Zwei bis drei Tassen täglich vor den Mahlzeiten trinken.
- Liegt neben den Blähungen gleichzeitig eine Reizung der Schleimhäute vor, bereiten Sie dafür einen Kamillenblüten-Melissenblätter-Aufguss zu (zwei Teelöffel der Mischung auf einen Viertelliter Wasser). Drei Tassen täglich trinken.

Wenn Sie häufig unter Blähungen leiden, ist es sinnvoll, die Hausapotheke um einige verdauungswirksame Kräuter zu erweitern (siehe Seite 152).

Blutdruck (niedriger)

Viele Menschen haben von ihrer angeborenen körperlichen Verfassung her (also nicht krankheitsbedingt) einen eher niedrigen Blutdruck. Dies führt oft dazu, dass man morgens nur schwer aus dem Bett und erst ganz allmählich in die Gänge kommt. Sinnvollste Maßnahme ist in diesem Fall, das Herz-Gefäß-System zu trainieren, etwa durch eine individuell geeignete sportliche Aktivität, durch Bewegung an der frischen Luft, durch Sauna, Dampfbad, Atemübungen oder Kneipp'sche Anwendungen wie Wechselduschen und Trockenbürsten. Der morgendliche Kaffeegenuss bringt zwar momentane Frische, hat aber den Nachteil, dass sich unser Kreislauf rasch daran gewöhnt.

- Tonisierend und leicht anregend wirkt ein morgendlicher Thymiantee, den man einmalig bei Bedarf oder kurmäßig etwa zwei Wochen lang trinken kann (Aufguss mit einem Teelöffel auf einem Viertelliter Wasser).
- Auch das Tausendgüldenkraut hat bei einer kurmäßigen Anwendung tonisierende Eigenschaft. Rezept siehe Appetitlosigkeit, Seite 79.
- Ergänzende Heilpflanzen finden Sie auf Seite 147.

Bluterguss

Blutergüsse sind Blutungen in das Gewebe, die oft im Rahmen von Verstauchungen, Quetschungen, Prellungen oder Zerrungen auftreten. Wie bei allen traumatisch verursachten Verletzungen ist Kühlen das erste wichtige Mittel (siehe auch Verstauchung, Seite 136 f.). Im Anschluss daran oder im Wechsel damit legen Sie kühle Arnikaumschläge an. Die entzündungslindernde, abschwellende und durchblutungsfördernde Arnika ist in diesen Fällen eines der besten Heilmittel, das wir haben. Bereiten Sie die Umschläge entweder mit einem Esslöffel Tinktur auf einem halben Liter Wasser oder mit einem abgekühlten Blütenaufguss zu (ein Esslöffel Blüten auf einen Viertelliter Wasser). Mehrmals täglich Umschläge anlegen. Weniger bekannt ist, dass auch Umschläge mit der gerbstoffhaltigen Hamamelis bei Blutergüssen günstig wirken. Man verwendet hierfür wie die Indianer Nordamerikas eine Abkochung aus der Mischung von Rinde und Blättern (zwei Esslöffel auf einen halben Liter Wasser). Den abgekühlten Sud mehrmals täglich für Umschläge verwenden.

Bronchitis

Bei einer Bronchitis handelt es sich um eine zumeist erkältungs- oder reizbedingte Entzündung von Luftröhre und Bronchien. Durch Husten versucht unser Körper dabei, die Atemwege von Schleim zu befreien, der sich in den entzündeten Bronchien vermehrt bildet. Eine Selbstbehandlung kommt nur bei einfachem Erkältungshusten in Frage. Neben allgemeinen erkältungslindernden Maßnahmen (siehe Seite

Allgemeine Ratschläge
- Sorgen Sie für ausreichende Luftfeuchtigkeit, indem Sie Wasser auf der Heizung verdunsten lassen oder sich einen Luftbefeuchter (mit heißem Dampf) besorgen.
- Meiden Sie zusätzliche Reizquellen wie Staub, Rauch, Zugluft oder kalte Luft.
- Achten Sie auf ausreichende Frischluftzufuhr.
- Wie bei jeder Erkältung sollten Sie viel trinken, damit die vermehrt anfallenden Gift- und Abbaustoffe auch ausgeschieden werden können; eine ausreichende Flüssigkeitszufuhr erleichtert zudem die Verflüssigung zähen Schleims.

91 ff.), ist es hier zunächst wichtig, den lästigen Hustenreiz zu mindern.

In unserer Hausapotheke haben wir verschiedene lindernde Heilmittel:
- Eibischwurzeltee beruhigt die entzündeten Atemwege und mindert die akute Reizung. Zwei Teelöffel in einen Viertelliter kaltes Wasser geben und zwei Stunden lang unter gelegentlichem Umrühren ausziehen, dann abseihen und die Wurzelstückchen dabei ausdrücken. Lauwarm erwärmen, mit etwas Honig süßen und schluckweise mehrmals täglich eine Tasse trinken.
- Reizlindernd und krampflösend wirkt die Mischung aus Eibischwurzel und Thymiankraut. Man bereitet den Eibischauszug wie oben beschrieben und verrührt ihn mit einem Thymianaufguss (ein Teelöffel Kraut auf einen Viertelliter Wasser). Mit Honig süßen und von der Mischung drei bis vier Tassen täglich trinken.

- Entzündungslindernd und beruhigend wirken Kamilleninhalationen. Zwei Esslöffel in ein bis zwei Liter kochendes Wasser geben und fünf bis zehn Minuten nicht allzu heiß inhalieren. Sie können auch einen Esslöffel Kamillenblüten mit einem Esslöffel Thymiankraut kombinieren.
- Am Abend sollten Sie Brust und Rücken mit einem der handelsüblichen Bronchialbalsame einreiben. Sie bewirken eine lokal gesteigerte Durchblutung, und man inhaliert die ätherischen Inhaltsstoffe. Vorsicht mit menthol- oder kampferhaltigen Einreibungen bei Säuglingen und Kleinkindern! Im Handel sind spezielle milde Balsame für Kinder erhältlich.
- Abwehrsteigernde und durstlöschende Tees siehe Erkältung Seite 91 ff.

Tipp: Darauf sollten Sie achten

Hartnäckige oder wiederkehrende Bronchitiden verlangen eine genaue diagnostische Abklärung und fachmännische Betreuung. Bei den Erweiterungsvorschlägen finden Sie nützliche Heilkräuter, die speziell auch für chronische Bronchitis als ergänzende Therapie geeignet sind.

Durchfall

Die Ursachen für Durchfall sind vielfältiger Natur. Gallenblasenerkrankungen oder ein Mangel an Verdauungsenzymen zählen ebenso dazu wie eine beschleunigte Darmpassage nach Antibiotikaeinnahme oder anderen Arzneimitteln, stressbedingte Übererregbarkeit, Krankheitskeime, hautreizende oder verdorbene Nahrungsmittel und kalte Getränke bei sommerlicher Hitze. Dies im Einzelfall abzuklären ist Sache eines erfahrenen Therapeuten. Besonders bei jeder Form von Eiter-, Blut- oder Schleimbeimengung sowie bei schweren oder länger als drei Tage andauernden Durchfällen ist unverzüglich ein Fachmann zu konsultieren!

Eine Selbstbehandlung kommt nur bei einfachem infektiösem Durchfall in Frage, wie er relativ häufig im Sommer oder auf Reisen auftritt. Dabei kommt es infolge einer bakteriell durch verdorbene Nahrungsmittel oder einer viral verursachten Entzündung der Magen- und Darmschleimhaut zu einer gehäuften Entleerung breiigen bis wässrigen Stuhls, die oft auch mit Bauchschmerzen und -krämpfen verbunden ist.

- Zum Aufsaugen der Giftstoffe nehmen Sie je nach Schwere des Durchfalls mehrmals täglich einen Teelöffel Heilerde Luvos Ultra in etwas Wasser oder Tee ein. Gut geeignet ist hierfür ein reizmildernder Eibischwurzelkaltauszug (zwei Teelöffel auf einen Viertelliter Wasser).
- Wechseln Sie die schleimhautzusammenziehend und -verdichtend wirkende Hamamelisblätterabkochung (ein Teelöffel auf einen Viertelliter Wasser) mit dem entzündungshemmenden und krampflösenden Kamillenblütenaufguss (zwei Teelöffel auf einen Viertelliter Wasser) ab. Dreimal täglich eine Tasse Hamamelistee und zweimal täglich eine Tasse Kamillentee schluckweise und ungesüßt trinken. Bei Kindern geben Sie Heidelbeeren anstatt Hamamelis (siehe Seite 152).
- Reiz- und entzündungslindernd und zugleich nährend wirkt Hafer-Kamillen-Schleim (dann anstatt Kamillentee). Kochen Sie hierfür Haferflocken zu einem dünnen

Schleim. Einen Esslöffel Kamillenblüten zugeben, zehn Minuten ziehen lassen und abseihen. In einer Thermoskanne warm halten und stündlich ein halbe Tasse trinken.

Tipp: Entlasten Sie Ihren Körper
Am besten fasten Sie ein bis zwei Tage, trinken aber gleichzeitig reichlich. Auf diese Weise bekommt Ihr Körper die benötigte Flüssigkeit und kann sich ganz auf die Bekämpfung der vorhandenen Krankheitserreger konzentrieren. Verlieren Sie viel Flüssigkeit, sollten Sie zusätzlich auf ausreichenden Elektrolytersatz achten. So genannte bilanzierte Trinklösungen erhalten Sie in der Apotheke.

Ekzem

Die Begriffe Ekzem und Dermatitis (Hautentzündung) werden meist synonym verwendet. Sie bezeichnen die häufigste krankhafte Veränderung der Haut. Bei einem akuten Ekzem können Juckreiz (nahezu immer), Rötung, Schwellung, Bläschen- bis Blasenbildung sowie Krustenbildung und Nässen auftreten. Bei der chronischen Form bleiben Rötung und Juckreiz bestehen. Zusätzlich beginnt die Haut auszutrocknen und zu schuppen; sie wird gröber und dicker, und es kann zu Einrissen kommen. Zu den vielfältigen Ursachen gehören allergische Reaktionen, starke Sonnenbestrahlung oder Kälteeinwirkung, Reizungen durch chemische oder natürliche Stoffe und Krankheitskeime sowie Parasiten. Angeborene Einflüsse wie eine Bereitschaft für Allergien, trockenempfindliche Haut oder die seborrhoische Hautkonstitution mit vermehrter Talgbildung begünstigen die Entstehung eines Ekzems.

Bedenken Sie, dass die genaue diagnostische Abklärung ekzematöser Hauterkrankungen auch für dermatologisch erfahrene Therapeuten oft nicht einfach ist. Hinter hartnäckigen Hautleiden und Juckreiz können sich ernste Krankheiten wie Diabetes oder Leberleiden verbergen. Suchen Sie daher unbedingt einen Fachmann auf, wenn sich die Beschwerden nicht innerhalb weniger Tage bessern oder wenn sie wiederkehren.

- Als therapeutischer Grundsatz gilt: Bei nässenden Ekzemen feuchte Umschläge anlegen, die so lange angewendet werden, bis die Entzündungserscheinungen abgeklungen sind und das Nässen aufgehört hat. Die Umschläge sollten luftdurchlässig sein und locker angelegt werden. Benutzen Sie saubere Leinen- oder Baumwolltücher.
- Die ausgezeichnet hautverträgliche Hamamelis steht bei der Behandlung leichterer Hautentzündungen an erster Stelle. Ihr Gerbstoff wirkt zusammenziehend und abdichtend und dadurch schützend und entzündungslindernd. Vor allem wird auch der oft so lästige, bisweilen kaum mehr erträgliche Juckreiz deutlich gelindert. Umschläge mit Hamamelistee sind das Mittel der Wahl bei allen nässenden Ekzemen. Man bereitet eine Abkochung mit ein bis zwei Esslöffeln Blätter oder Rinde auf einen halben Liter Wasser, lässt den Sud abkühlen und legt mehrmals täglich Umschläge auf die ekzematösen Stellen. Erneuern Sie den Umschlag, wenn er warm und trocken geworden ist. Auch bei wunden Babypos und Windeldermatitis helfen diese Umschläge. Ebenso lassen sich trockene und überwärmte Ekzeme damit gut behandeln. Sie sollten allerdings wegen der Austrocknungsgefahr nur maximal zehn Minuten auf-

Allgemeine Ratschläge

- Setzen Sie ekzematöse Hautareale keinen reizenden Substanzen aus.
- Benutzen Sie zur Reinigung lauwarmes Wasser und – nur falls unbedingt notwendig – milde Seifen.
- Zur Juckreizlinderung Luft- und Sonnenbäder (akutes Ekzem keine Sonne) sowie Obstessigwaschungen (ein Esslöffel auf einen Liter Wasser) durchführen.
- Bei trockener Haut zur Reinigung ein mildes, rückfettendes Präparat verwenden, aber keine pH-neutralen Seifen, da diese zwar den Säureschutzmantel der Haut schonen, aber stärker entfetten und der Haut auf diese Weise ihren natürlichen Schutz rauben.
- Legen Sie bei akuten Ekzemen zur Entsäuerung und Entgiftung zwei bis drei Apfel- oder Rohkosttage ein.
- Unterstützen Sie die Therapie chronischer Ekzeme durch eine ausgewogene Kost mit hohem Anteil basischer Nahrung und wenig Fett und Süßem (basisch sind die meisten Obst- und Gemüsesorten, Kräuter, Milch und Milchprodukte außer Quark und Käse).
- Bei trockener Haut sind Präparate mit einem zusätzlich pflegenden Fettanteil oder eine zusätzlich fettende Pflege notwendig. Akute nässende Ekzeme dürfen nicht mit Salben oder Cremes behandelt werden. Hier kommen nur wässrige Umschläge oder Lotionen in Frage.

gelegt werden. Bei trockener und empfindlicher Haut sind leicht rückfettende Fertigpräparate auf Hamamelisdestillatbasis vorzuziehen.

- Hamamelisbäder sind für die Ekzembehandlung von Kindern und Erwachsenen gleichermaßen geeignet. Man bereitet hierfür eine Abkochung mit vier Esslöffeln Blätter oder drei Esslöffeln Rinde auf einen Liter Wasser (Kinder zwei Esslöffel) oder einen milderen Aufguss mit der vorgenannten Dosierung. Bei allgemein trockener Haut sollten besser nur Umschläge oder Fertigpräparate angewendet werden.

- Bei hartnäckigen Entzündungen verwenden Sie Hamamelis- und Kamillenblütenumschläge im Wechsel, eine Therapie, die oftmals schwächeren Kortisonpräparaten ebenbürtig ist. Für diesen äußerlich anzuwendenden Kamillentee bereiten Sie den Aufguss mit drei bis vier Teelöffeln Blüten auf einen Viertelliter Wasser. Abgekühlt verwenden.
- Das dritte Heilmittel aus der Hausapotheke für verschiedene ekzematöse Hauterkrankungen ist die Eibischwurzel. Der Schleim der Wurzel legt sich schützend auf die gereizten Hautstellen, so dass diese schneller abheilen können. Man fertigt dazu einen Kaltauszug mit zwei Teelöffeln Wurzel auf einen Viertelliter kaltes Wasser an und lässt ihn eine halbe Stunde ausziehen. Anschließend auf Zimmertemperatur erwärmen, eine Mullkompresse mit dem Auszug tränken und auf die gereizten Hautstellen legen. Mehrmals täglich einen Umschlag machen.
- Bei Ekzemen der fetten Haut sind entzündungslindernde Heilerdeauflagen, die mit Kamillen- oder Hamamelistee angefertigt werden können, gut geeignet. Bei trockener Haut wirken sie zu stark austrocknend.

Tipp: Verwendung von Fertigpräparaten

Ist eine länger dauernde Therapie notwendig, sollte man Fertigpräparate auf Hamamelisdestillatbasis verwenden, die ausgezeichnet verträglich sind, noch besser als die gelegentlich doch reizenden, selbst angefertigten Rinden- und Blätterauszüge.

Erkältung

Verantwortlich für eine Erkältung sind winzig kleine Krankheitserreger, die Erkältungsviren. Sie machen sich vor allem dann breit, wenn wir geschwächt, im Stress oder unterkühlt sind, was in den Übergangsjahreszeiten Frühling und Herbst leichter geschieht, da unser Körper an die sich ändernden Temperaturen noch nicht angepasst ist. Es kommt zu verschiedenen Symptomen wie Halsschmerzen, Schnupfen, Husten, Abgeschlagenheit, Kopf- und Gliederschmerzen sowie leichtem Fieber. Diese Beschwerden sind je nach Erregertyp und unserer individuellen Anfälligkeit unterschiedlich ausgeprägt und lokalisiert. Bei älteren oder geschwächten Menschen sind auch schwerere Verläufe möglich, die ärztlich behandelt werden müssen. Unterscheiden muss man zwischen Erkältung und Grippe. Letztere wird zwar ebenfalls durch bestimmte Viren verursacht, verläuft aber in der Regel weit schwerer und ist besonders ansteckend. Eine Grippe muss wegen ihrem schweren Verlauf und dem erhöhten Risiko bakterieller Folgeerkrankungen ärztlich betreut werden. Aber auch Erkältungskrankheiten sollten gründlich auskuriert werden, um Rückfälle und Folgekrankheiten zu vermeiden. Nehmen Sie sich hierfür die erforderliche Zeit.

- Eine entzündungslindernde, abwehrsteigernde und schweißtreibende Erkältungsteemischung: Kamillenblüten, Melissenblätter, Lindenblüten, Thymiankraut zu gleichen Teilen mischen und einen Aufguss mit zwei Teelöffeln davon auf einen Viertelliter Wasser zubereiten. Dreimal täglich eine Tasse schluckweise trinken. Wenn Sie in der genannten Mischung das Thymiankraut durch Hagebuttenfrüchte

Allgemeine Ratschläge

- Vermeiden Sie Anstrengungen, Kälte und Zug, und gönnen Sie Ihrem Körper die Ruhe, die er braucht. Wenn Sie sich abgeschlagen fühlen und/oder fiebrig sind, sollten Sie Bettruhe einhalten.
- Essen Sie zwei bis drei Tage nur wenig, damit sich Ihr Körper auf die Abwehrarbeit konzentrieren kann.
- Bei jedem Infekt besteht ein erhöhter Vitamin-C-Bedarf. Trinken Sie Hagebuttentee, dem Sie frisch gepressten Zitronensaft zugeben. Besonders reich an natürlichem Vitamin C sind Acerolakirsche, Sanddornsaft, schwarzer Johannisbeersaft und frisches Hagebuttenmus. Das häufig empfohlene Ascorbinsäurepulver wird oft von der Magenschleimhaut nicht ausreichend absorbiert und führt zudem, besonders in höheren Dosen, zur Reizung der Magen-Darm-Schleimhaut. Besser geeignet sind hier natürliche Produkte.

ersetzen, haben Sie einen wohlschmeckenden Erkältungstee, der auch in größeren Mengen getrunken werden kann, um den Flüssigkeitsverlust auszugleichen, wenn Sie viel schwitzen.

- Um Flüssigkeit zu ersetzen, ist auch der durstlöschende Hagebuttentee zu empfehlen, der bei Fieber einen angenehmen, leicht kühlenden Effekt hat. Zwei Teelöffel Hagebuttenfrüchte mit siedendem Wasser übergießen und 20 Minuten zugedeckt ziehen lassen. Nach Bedarf mehrmals täglich eine Tasse trinken.
- Schweißtreibend und zugleich abwehrsteigernd wirkt Lindenblütentee. Von dem Aufguss mit zwei Teelöffeln Blüten auf einem Viertelliter trinkt man zwei bis drei Tassen täglich mit Honig gesüßt und so heiß wie möglich. Um zum

Schwitzen zu kommen, wechseln Sie am besten Lindenblütentee mit dem oben angeführten Erkältungstee ab.

Die folgende Schwitzkur sollte zu Beginn einer Erkältung durchgeführt werden, allerdings nicht bei hohem Fieber, großer Schwäche oder Kreislaufproblemen:

- Eine Tasse Lindenblütentee (Aufguss mit drei Teelöffeln auf einem Viertelliter Wasser) schnell und so heiß wie möglich trinken und im Anschluss ein heißes Vollbad von fünf bis zehn Minuten Dauer nehmen. Beginnen Sie mit einer Temperatur von 37 °C. Lassen Sie die Wassertemperatur allmählich ansteigen, soweit Sie dies vertragen, bis maximal 40 °C. Nach dem Bad lassen Sie das warme Wasser vom Körper tropfen und hüllen sich feucht in ein großes, leicht angewärmtes Laken ein. Darüber eine Wolldecke wickeln und rasch in ein warmes Bett schlüpfen. Der Schweißausbruch wird nicht lange auf sich warten lassen. Trinken Sie zum Flüssigkeitsausgleich durstlöschende Tees wie den Erkältungs- oder Hagebuttentee. Lässt das Schwitzen nach, wechseln Sie die feuchte Wäsche und ruhen nach. Denken Sie daran: Es geht hier nicht darum, sich irgendetwas zu beweisen. Unterbrechen Sie daher das Bad, wenn Sie feststellen, dass es Sie zu sehr anstrengt.
  Diese Kur ist nicht geeignet für Menschen mit Herz- oder Kreislauferkrankungen wie Bluthochdruck, Arteriosklerose oder Herzschwäche!
- Für eine Inhalation bei Schnupfen, Nebenhöhlenentzündung oder Bronchitis geben Sie eine Hand voll Kamillenblüten in eine große Schüssel. Mit ein bis zwei Litern kochendem Wasser übergießen und fünf bis zehn Minuten inhalieren.

- Inhalationen mit den ätherischen Ölen einiger Heilkräuter der »Top Ten« sind kräftig antibiotisch wirksam, zuweilen aber zu scharf. Geben Sie fünf Tropfen ätherisches Pfefferminz- oder zehn Tropfen Kamillenöl (weniger scharf) in ein bis zwei Liter kochendes Wasser, und inhalieren Sie wie oben beschrieben. Auch je zwei Tropfen Pfefferminz- und Thymianöl sind oft hilfreich. Eine häufig sehr wirksame und dabei schonendere Methode ist, wenn man pro Nasenloch ein bis zwei Tropfen eines der genannten Öle auf ein Papiertaschentuch gibt, das man in die Nase steckt. Falten Sie das Taschentuch so, dass das Öl vom nicht getränkten Teil bedeckt ist, so dass es nicht direkt in Kontakt mit der Nasenschleimhaut kommt. Diese Anwendung macht die Nase rasch frei.
  Sind die Nasenschleimhäute trocken, sollten ätherische Öle nicht mehr angewendet werden, da sie reizen und zusätzlich austrocknend wirken können.

Tipp: Salzspülungen helfen

Wenn Sie häufig unter Schnupfen und Nebenhöhlenentzündungen leiden, führen Sie Salzspülungen durch, auch in der krankheitsfreien Zeit. Lösen Sie dafür einen halben Teelöffel Salz in einer Tasse lauwarmem Wasser auf. Halten Sie ein Nasenloch zu, und ziehen Sie erst durch das freie Nasenloch die Salzlösung aus dem schräg gehaltenen Glas tief ein, anschließend durch das andere. Wichtig ist hierbei die richtige Konzentration von Salz und Wasser. Stimmt diese, reizt die Mischung kaum, da die Salzkonzentration der unserer Körperflüssigkeiten entspricht. Bekommt Ihnen die Nasenspülung, führen Sie diese im Krankheitsfall zwei- bis dreimal täglich durch. Zur Vorbeugung machen Sie die Spülung einmal täglich.

Fieber

Unser Körper versucht mit Hilfe eines Wärmeregulationssystems seine Temperatur um etwa 37 °C konstant zu halten. Bei dieser Temperatur funktionieren die Stoffwechselprozesse unseres Organismus am besten. Wärmegrade bis 38 °C bezeichnet man als »erhöhte Temperatur«, noch höhere Temperaturen als Fieber.

Tipp: Gönnen Sie Ihrem Körper Ruhe

Linderung verschaffen Bettruhe, leichte Kost sowie erfrischende Getränke wie Tees und verdünnte Fruchtsäfte, Wadenwickel oder Waschungen. Eine ausreichende Flüssigkeitszufuhr ist wichtig, damit die während des Abwehrkampfs vermehrt anfallenden Gift- und Abfallstoffe auch ausgeschieden werden können. Tees aus den Kräutern der Hausapotheke finden Sie für diesen Zweck unter dem Stichwort Erkältung, Seite 91 ff.

Fieber ist Ausdruck einer gesunden Abwehrreaktion des Körpers gegen Infektionen. Es zeigt an, dass sich der Organismus gegen die eingedrungenen Krankheitserreger wehrt. Der Stoffwechsel läuft auf Hochtouren, so dass durch die gesteigerte Durchblutung die betroffenen Gewebe vermehrt mit Abwehrstoffen und -zellen versorgt werden können. Viele Bakterien- oder Virenarten gehen bei erhöhten Temperaturen zugrunde. Auch werden Bakteriengifte und andere Gift- und Schlackenstoffe durch Fieber unwirksam und können in erhöhtem Maß ausgeschieden werden. Fieber sollte daher nicht um jeden Preis gesenkt werden, außer Sie leiden an Herz- oder Kreislauferkrankungen, oder es treten Fieberkrämpfe auf, es kommt zu Unruhe und Verwirrung, oder der Kreislauf ist nicht mehr stabil. Je nach allgemeiner körperlicher Verfassung darf Fieber durchaus bis etwa 39 °C ansteigen, bei Kindern auch noch etwas darüber.

Bevor Sie fiebersenkende Zäpfchen oder Tabletten nehmen, sollten Sie folgende fiebersenkende Anwendungen versuchen:

- **Wadenwickel:** Legen Sie ein Tuch unter, damit das Bett nicht nass wird. Füllen Sie in eine Schüssel mindestens 15 °C warmes Wasser (milder ist zimmerwarm, das heißt ca. 20 °C), und tauchen Sie zwei Leinen- oder Handtücher hinein, die Sie auswringen, bis Sie nicht mehr tropfen. Wickeln Sie die Tücher ab den Fußknöcheln bis zur Kniekehle um die Waden, und geben Sie zwei trockene Frotteetücher darüber. Lassen Sie die Wickel 15 bis 20 Minuten liegen. Falls notwendig, können Sie einen weiteren Wickel anlegen, allerdings nur, wenn die Waden wieder warm sind und Sie nicht frieren.
- **Quarkwadenwickel:** Streichen Sie auf zwei nicht zu große Leinentücher je etwa 250 Gramm kühlen (nicht kalten) Quark. Wickeln Sie diese um die Waden, geben Sie je ein Frotteetuch darüber, und lassen Sie die Wickel über Nacht dort. Quarkwickel behalten ihre Kühlwirkung länger als einfache Wadenwickel.

Frostbeulen

Ursache ist eine wiederholte längere Kälteeinwirkung. Frostbeulen sind von teigiger Beschaffenheit, unscharf begrenzt und am Rand zuweilen hell- bis dunkelviolett verfärbt. Die

Oberhaut ist gespannt und glänzend. Die Beulen jucken und schmerzen und neigen zur Blasenbildung und geschwürigen Öffnungen. Oftmals hilft hier die zusammenziehende, entzündungshemmende Kraft der Hamamelis in Form von mehrmals täglich angelegten Umschlägen (Abkochung mit einem Esslöffel auf einem Viertelliter Wasser). Auch Fertigpräparate auf Hamamelisbasis sind nützlich. Offene Frostbeulen sollten nicht selbst behandelt werden.

Furunkel

Im Unterschied zum Abszess handelt es sich hierbei um die Entzündung eines Haarbalgs und seiner Talgdrüse. Die Behandlung entspricht der eines Abszesses, siehe Seite 70 ff.

Fußpilz siehe Pilzerkrankungen

Gastritis

Bei einer Gastritis handelt es sich um die Entzündung der Magenschleimhaut. Mögliche Ursachen der akuten Gastritis sind zu reichliche Mahlzeiten, zu saure, heiße oder kalte Speisen und übermäßiger Genuss von Alkohol, Zigaretten, Kaffee oder Tee, scharfe Gewürze, ein Magen-Darm-Infekt, Medikamente, wie etwa salicylhaltige Präparate (Aspirin) oder psychische Konflikte mit Ärger, Kummer und Sorgen. Meistens treffen mehrere Ursachen zusammen. Wird eine akute Gastritis nicht ausreichend behandelt, geht sie leicht in die weit verbreitete chronische Form über, die schwerer therapierbar

Allgemeine Ratschläge

- Bei einer akuten Gastritis ist Schonkost angesagt: Meiden Sie stark reizende Speisen und Getränke wie Alkohol, Kaffee, schwarzen Tee, Tabak, Süßigkeiten, Fettes, Geräuchertes und Gebackenes. Verzichten Sie vorübergehend auf alles, was sehr süß, sauer, scharf, heiß oder kalt ist.
- Eine besonders schonende und gleichzeitig heilende Nahrung ist bei Gastritis ein Hafer-Kamillen-Schleim. Rezept und Anwendung finden Sie unter Durchfall auf Seite 85 ff. In diesem Fall brauchen Sie nicht so viel Kamillentee zu trinken.

ist und den Boden für ein Magengeschwür bereiten kann. Zu den Beschwerden gehören Völlegefühl, Magenschmerzen bis hin zu Krämpfen (vor allem nach dem Essen), Übelkeit, Appetitlosigkeit, Sodbrennen und Erbrechen. Stärkere oder chronische Magenschleimhautentzündungen erfordern die Behandlung durch einen Fachmann.

- Mittel der Wahl ist hier die Kamille. Sie hat einen heilenden Effekt bei akuten und chronischen Magenschleimhautentzündungen, auch bei Magengeschwüren. Man bereitet einen Teeaufguss mit zwei bis drei Teelöffeln Blüten auf einem Viertelliter Wasser und trinkt vier Tassen täglich (führt man gleichzeitig eine Rollkur durch, nur drei Tassen zusätzlich) warm, schluckweise, auf nüchternen Magen.
- Zusätzlich sollte man eine Kamillenrollkur durchführen, die oft auch sehr gut für die Behandlung eines Magengeschwürs geeignet ist, aber in diesem Fall nur unter Aufsicht eines Arztes oder Heilpraktikers durchgeführt werden

sollte. Man trinkt dazu ein bis zwei Wochen morgens nüchtern eine Tasse Tee (drei Teelöffel auf einen Viertelliter Wasser) und legt sich jeweils fünf Minuten auf den Rücken, die linke und die rechte Seite und auf den Bauch. Auf diese Weise gelangt der beruhigende, entzündungshemmende Kamillenwirkstoff in jeden Winkel des Magens. Die Rollkur kann auch mit 30 Tropfen Kamillenextrakt in etwas warmem Wasser durchgeführt werden.

- Bei chronisch gereizter Magenschleimhaut setzen die Heilkräfte der Kamille erst nach längerer kurmäßiger Anwendung ein. Trinken Sie drei- bis viermal täglich eine Tasse morgens auf nüchternen Magen, eine Tasse vor dem Mittagessen, eine zwischen den Mahlzeiten und die letzte Tasse vor dem Schlafengehen.
- Zur Bindung von Giftstoffen und überschüssiger Säure ist die Einnahme von Luvos Heilerde Ultra zu empfehlen, und zwar mehrmals täglich einen halben Teelöffel in etwas lauwarmem Wasser oder in einem geeigneten Kräutertee.
- Zum zusätzlichen Schutz der Schleimhaut eignet sich ein Kaltauszug aus der Eibischwurzel (ein Esslöffel auf einen Viertelliter kaltes Wasser). Mehrmals täglich eine Tasse trinken.

Grippe siehe Erkältung

Gürtelrose

Auslöser der Gürtelrose *(Herpes zoster)* ist eine Zweitinfektion mit dem Varizellenvirus, das auch Windpocken verursacht. Das Virus, ein Verwandter des *Herpes-simplex-Virus,* ruht meist viele Jahr im Körper, bis es plötzlich, meist bei einer Schwächung des Immunsystems, wieder aktiv wird. Befallen werden in der Regel einzelne Nerven im Gesicht oder am Rumpf, wobei es zu Bläschen auf gerötetem Grund im Hautbereich eines Nervs kommt, so dass die betroffenen Stellen einem Gürtel gleichen. Daher hat die Krankheit auch ihren Namen. Häufigstes Symptom sind starke Nervenschmerzen, aber auch allgemeines Unwohlsein, Frösteln, Fieber und Magen-Darm-Beschwerden können auftreten. Nach dem fünften Tag trocknen die Bläschen aus und werden krustig. Besonders bei älteren Menschen können die Nervenschmerzen bisweilen monate- bis jahrelang anhalten.

Neben der Anregung der körpereigenen Abwehr und der Ausscheidung – grundsätzlichen Maßnahmen bei jeder Infektion – können Hamamelisumschläge oft die Beschwerden lindern. Die Anwendung erfolgt durch den Blätteraufguss oder die stärker gerbstoffhaltige Rindenabkochung, je nachdem, was Sie besser vertragen. Zubereitung und Dosierung siehe Ekzem, Seite 87 ff.

Allgemeine Ratschläge

- Halten Sie die Bläschen warm und trocken, duschen oder baden Sie in den ersten Krankheitstagen also nicht.
- Achten Sie darauf, dass Sie sich vorsichtig und sorgfältig abtrocknen, solange noch Krusten auf der Haut sind.

Eine weitere, oft hilfreiche Möglichkeit ist die Anwendung von reinem ätherischen Melissenöl (siehe Lippenbläschen, Seite 114 ff.), das Sie für diesen Zweck direkt auf die Haut geben. Beginnen die Bläschen zu spannen, mischen Sie einen Milliliter Melissenöl mit zehn Milliliter Mandelöl (als Trägeröl) und reiben damit zweimal täglich die befallenen Stellen ein. Sollte es (sehr selten) zu einer zusätzlichen Reizung kommen, verwenden Sie Hamamelisumschläge.

Halsschmerzen siehe Angina

Hautentzündung, Dermatitis siehe Ekzem

Hämorrhoiden

Bei Hämorrhoiden handelt es sich um unterschiedlich stark ausgeprägte, knotenförmige Erweiterungen der Venen im Bereich von Mastdarm und After, die zu Juckreiz, Brennen und Druckgefühl führen. Nicht selten kommt es auch zur Ausbildung von Analekzemen und Analfissuren (länglichen Einrissen am Übergang Haut und Schleimhaut).

Im Lauf der Zeit können die anfangs nur als leichte Vorwölbung sichtbaren Hämorrhoiden so groß werden, dass sie schmerzen, zuweilen bluten und sich nicht mehr zurückdrängen lassen. In diesem Stadium ist oftmals eine Operation unumgänglich. Eine rechtzeitige fachmännische Behandlung kann die Krankheit oft zum Stillstand bringen. Scheuen Sie sich daher nicht, frühzeitig einen Arzt oder Heilpraktiker aufzusuchen. Neben einer erblichen Anlage zur Bindegewebsschwäche liegen die Auslöser zum Teil in den mo-

Allgemeine Ratschläge

- Achten Sie auf regelmäßige Verdauung. Stellen Sie dazu Ihre Nahrung auf ballaststoffreiche Kost mit viel Obst, Gemüse, Getreide und Salat um, das erleichtert den Stuhlgang. Trinken Sie mindestens zwei Liter Wasser oder milden Kräutertee täglich, und bewegen Sie sich ausreichend.
- Einfache Verdauungshilfen bei Verstopfungen sind: morgens ein Glas Wasser auf nüchternen Magen trinken oder ein bis zwei ungeschälte Äpfel essen. Morgens einen Esslöffel Weizenkleie in Buttermilch, Jogurt oder Gemüsesaft essen. Kräftiger wirken fünf über Nacht in etwas Wasser eingelegte Dörrpflaumen, morgens die Flüssigkeit trinken und die Früchte essen. Gleichzeitig einen blähungshemmenden Tee trinken.
- Meiden Sie scharfe Gewürze, Alkohol und blähende Speisen wie Hülsenfrüchte, Kohl, Knoblauch oder Zwiebeln.
- Vermeiden Sie Übergewicht.
- Durch häufige Seifenwaschungen und die Verwendung feuchter Tücher zur Analhygiene werden die Beschwerden verstärkt. Nehmen Sie daher lauwarmes Wasser zur Reinigung, und trocknen Sie sich leicht tupfend ab.

dernen Lebensgewohnheiten: chronische Verstopfung und Blähungen infolge ballaststoffarmer Nahrung, überwiegend sitzende Lebensweise und Bewegungsmangel, Alkoholmissbrauch und Lebererkrankung. Durch die Drucksteigerung im Hämorrhoidalpolster des Analbereichs kommt es zur Blutstauung und damit zu einer Ausweitung der Venen.

Mit Hamamelis verfügen wir in der Hausapotheke über ein hervorragendes Heilmittel bei Hämorrhoiden, das auch noch in späteren Stadien lindernd wirken kann. Juckreiz, Brenn- und Wundgefühl verschwinden meist in wenigen Tagen, kleinere Blutungen werden gestoppt. Gleichwohl sollten Sie aber rechtzeitig einen erfahrenen Therapeuten aufsuchen und die Behandlung mit ihm absprechen.

- Im akuten Fall mehrmals täglich Hamamelisrindenumschläge anwenden. Tränken Sie dazu sterile Kompressen mit einer lauwarmen Abkochung (ein Esslöffel Rinde auf einen Viertelliter Wasser). Zusätzlich können Sie Hamamelis homöopathisch in der D6 einnehmen. Dosierung und Anwendung siehe Krampfadern, Seite 111 ff.
- Bei entzündlichen Hämorrhoiden und Analekzemen sind auch Umschläge mit der kräftig entzündungslindernden Kamille (Aufguss mit drei Teelöffeln auf einem Viertelliter Wasser) zweckmäßig; mehrmals täglich am besten im Wechsel mit Hamamelisumschlägen durchführen. Eventuell den Tee auch mit Heilerde oder Quark anrühren und die Paste auflegen. Auch Hamamelissitzbäder sind geeignet.
- Bei chronischen Beschwerden ist die Anwendung von Hamamelisfertigpräparaten sinnvoll, die Sie im Fachhandel erhalten. Bei äußeren Hämorrhoiden und Analekzemen sollten keine fetten Salben verwendet werden, da diese die Schweißverdunstung und Wärmeregulation verschlechtern und auf diese Weise die Beschwerden verschlimmern und chronische Leiden begünstigen. Empfehlenswert sind wässrige Präparate auf der Basis von Hamamelisdestillat, die aufgrund ihrer guten Verträglichkeit auch für eine langfristige Anwendung, besonders auch bei den oft schwer therapierbaren Analekzemen und Analfissuren, geeignet sind. Unterstützen können Sie diese Behandlung homö-

opathisch durch Hamamelis D12, ein- bis zweimal täglich eine Gabe. Dosierung und Anwendung finden Sie ebenfalls unter dem Stichwort Krampfadern, Seite 111 ff.

Heiserkeit

Zu Heiserkeit kommt es, wenn der Kehlkopf etwa im Rahmen einer Erkältung entzündlich gereizt ist. Als Beschwerden können Heiserkeit, Räuspern, ein unangenehmes Kratzen im Hals, Trockenheits- und Wundgefühl sowie brennende Halsschmerzen, Stimmverlust und quälender Hustenreiz auftre-

Allgemeine Ratschläge

- Schonen Sie Ihre Stimme, und sprechen Sie nur wenig.
- Meiden Sie Reizstoffe wie Tabak, Alkohol und scharfe Gewürze.
- Trinken Sie reichlich warme, mit Honig gesüßte Tees. Honig hat hier einen zusätzlich heilenden Effekt.
- Achten Sie auf ausreichende relative Luftfeuchtigkeit (auch im Winter 40 bis 60 Prozent).
- Bei chronischen Entzündungen sind warme Halswickel zur Linderung geeignet. Tauchen Sie dafür ein Baumwoll- oder Leinentuch in kochendes Wasser, wringen Sie es etwas aus, und wickeln Sie es so heiß wie möglich um den Hals. Darüber einen Wollschal legen.
- Bei akuten Entzündungen machen Sie einen kalten Wickel (nur bei warmem Hals). Tauchen Sie das Tuch hierfür in kaltes Wasser, dem Sie einen Esslöffel Obstessig zugegeben haben. Ansonsten nach obiger Anweisung vorgehen.

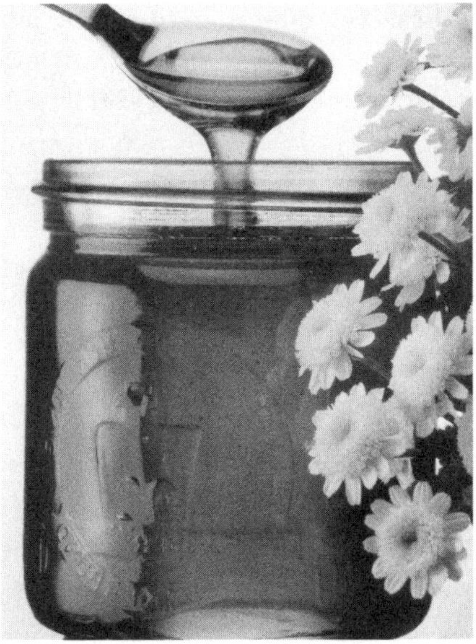

Auch Honig hat einen heilenden Effekt. Er kann warmem Tee als Süßstoff beigemengt werden

ten. Bei chronischer Heiserkeit suchen Sie einen erfahrenen Therapeuten auf.

- Zur Reizlinderung ist hier Eibischwurzel sehr gut geeignet. Trinken Sie mehrmals täglich eine mit Honig gesüßte warme Tasse Tee (erwärmter Kaltauszug von zwei Teelöffeln auf einem Viertelliter Wasser), und gurgeln Sie mit der Abkochung (drei bis vier Teelöffel in einem Viertelliter Wasser).
- Entzündungshemmend und reizlindernd wirken Salbeiblätter (Aufguss mit zwei bis drei Teelöffeln auf einem Viertelliter Wasser). Mehrmals täglich ausführlich gurgeln, am besten abwechselnd mit Eibisch. Bei stärkeren Entzündungen gurgeln Sie mit der Mischung Salbei und Kamille

zu gleichen Teilen (Aufguss mit zwei bis drei Teelöffeln auf einem Viertelliter Wasser).

- Zusätzlich hilfreich sind Kamilleninhalationen. Geben Sie eine kleine Hand voll Kamillenblüten in eine Schüssel mit heißem Wasser, und atmen Sie unter einem Handtuch zehn Minuten lang die Dämpfe ein.

Lindernde Maßnahmen und Rezepte finden Sie auch unter Angina, Seite 77 f.

Herpes simplex siehe Lippenbläschen

Hexenschuss und Ischias

Erforderlich ist eine fachmännische Diagnose und Therapie, um festzustellen, inwieweit etwa Bandscheiben geschädigt sowie Haltungskorrekturen und Muskelaufbau (nach Abklingen der akuten Beschwerden) erforderlich sind. Zur Beschwerdelinderung dienen vor allem Einreibungen und Umschläge. Oftmals wird ein erfahrener Therapeut auch Schmerz- und Entspannungsmittel injizieren müssen.

Die Hausapotheke hat hier einige leicht schmerzlindernde Möglichkeiten zu bieten, um einfachere Beschwerden zu mindern. Unterscheiden muss man dabei zwischen Muskel- und Nervenschmerzen.

- Bei einfachen Muskel- und Gelenkschmerzen, etwa durch Überanstrengung oder bei Hexenschuss und Muskelkrämpfen, lindert meist Wärme. Geeignete Maßnahmen sind warm angelegte Umschläge mit Arnika (einen Esslöffel Tinktur in einem halben Liter warmem Wasser) oder Hamamelis (Aufguss mit ein bis zwei Esslöffeln Blätter oder Abkochung mit ein bis zwei Esslöffeln Rinde auf einem halben Liter Wasser). Die Heilkräuter wirken unterschiedlich, Arnika durchblutungsfördernd, Hamamelis durchblutungsmindernd, so dass man im Einzelfall sehen muss, welche Pflanze besser hilft. Die Haut darf sich während der Anwendung leicht röten. Wärme hat bei Muskelschmerzen häufig einen lindernden Effekt. Bei Nackenschmerzen etwa hilft ein heiß aufgelegtes Handtuch oder eine heiße Rolle.

- Bei Ischias und anderen Formen von Nervenschmerzen führt Wärme dagegen häufig zur Verschlimmerung. Durchblutungsfördernd und schmerzlindernd wirken in diesem Fall Arnikaeinreibungen. Geeignete Fertigpräparate aus der Apotheke enthalten meist noch andere Kräuterauszüge. Sie mindern auch die Beschwerden bei Rheuma und Arthritis.
- Bei akuten Nerven- und Muskelschmerzen eignet sich auch die zusätzliche homöopathische Behandlung mit Arnika D6, besonders für muskulöse, blutreiche Menschen, bei Zerschlagenheitsschmerz und wenn jede Bewegung und Erschütterung den Schmerz verschlimmert. Im akuten Fall mehrmals täglich eine Gabe einnehmen.

Husten siehe Bronchitis

Insektenstiche

Die Stiche von Mücken und Bremsen verursachen juckende Quaddeln auf der Haut, die sich meist in wenigen Tagen zurückbilden. Manchmal bleiben sie aber auch wochenlang bestehen und bilden entzündliche Knötchen.

Wespen- und Bienenstiche sind in der Regel schmerzhafter, stärker geschwollen und oft juckend. Bei dazu veranlagten Personen kann es, besonders auch bei mehreren Stichen, zu allergischen Reaktionen (Nesselsucht), im Extremfall zu einem allergischen Schock kommen. Dieser erfordert sofortige notfallmäßige ärztliche Behandlung!

Denken Sie daran, bei Bienenstichen immer zuerst den Stachel zu entfernen. Wenden Sie bei Insektenstichen mehrmals täglich Umschläge mit einer Hamamelisabkochung an (ein Esslöffel auf einen Viertelliter Wasser). Auch Salbeiblätterumschläge (Aufguss mit einem Esslöffel auf einem Viertelliter Wasser) oder frische, auf den Stich gelegte zerdrückte Salbeiblätter sind geeignet.

Juckreiz

Juckreiz ist eine häufige Begleiterscheinung verschiedenster entzündlicher Hauterkrankungen, wie etwa Ekzemen, Neurodermitis, Pilzbefall oder Hämorrhoiden. Anwendungen der juckreizlindernden Hamamelis und andere zur Linderung geeignete Maßnahmen finden Sie unter den entsprechenden Stichworten.

Tipp: Weitere Ursachen für Juckreiz

Chronischer Juckreiz kann auch durch Allgemeinerkrankungen wie Diabetes oder Leberleiden verursacht werden, ebenso durch zu trockene Haut, seelische Belastungen oder Stress. Bei älteren Menschen ist Juckreiz oft eine Folge zu trockener Haut. In diesem Fall sollten Sie für eine geeignete rückfettende Hautpflege sorgen und auf scharfe Seifen verzichten.

Wichtig ist, die Ursache des Juckreizes abzuklären. Liegt keine offensichtliche Hauterkrankung vor, ist dies nur mit einer eingehenden Untersuchung möglich. Allgemein lindernd sind meist Luft- und Sonnenbäder (je nach Reizzustand in Maßen) und das Waschen der juckenden Körperteile mit verdünntem Essigwasser (ein Esslöffel Essig auf einen Liter Wasser). Liegt keine Entzündung oder Reizung der Haut vor, können Sie auch zwei Tropfen ätherisches Minz- oder Thymianöl auf die juckende Stelle geben (nicht auf die Schleimhaut bringen und nicht bei kleinen Kindern anwenden).

Oft ausgezeichnet juckreizlindernd wirken Umschläge mit der adstringierenden Hamamelis. Mehrmals täglich Umschläge mit Aufguss oder Abkochung anlegen (ein Esslöffel Blätter oder Rinde auf einen Viertelliter Wasser).

Kopfschmerzen

Viele Menschen leiden häufig unter Kopfschmerzen. Da sich hinter diesem Symptom auch ernste Erkrankungen, wie etwa des Gehirns, von Herz, Nieren, Augen, Stirnhöhlen, eine Vergiftung oder Infektion, verbergen können, ist bei häufiger auftretenden Kopfschmerzen eine gründliche Untersuchung durch einen erfahrenen Therapeuten dringend anzuraten. Eine Selbstbehandlung kommt nur bei einfacheren nervösen, wetterbedingten oder aufgrund von Muskelverspannungen verursachten Kopfschmerzen in Frage.

- Besser als das meist angepriesene japanische Minzöl ist Melissenöl (nur naturreines) zur Linderung von Kopfschmerzen geeignet. Verantwortlich hierfür ist die beruhigend

wirksame Komponente des Melissenöls. Einen Tropfen ätherisches Öl in die Schläfen einmassieren.
- Auch zwei Tropfen japanisches Minzöl, leicht in die Schläfen eingerieben, lindert Kopfschmerzen.

Achten Sie grundsätzlich bei der Anwendung ätherischer Öle darauf, dass das Öl nicht in die Augen gelangt! Da ätherische Öle reizend wirken, sollten sie nicht bei Kleinkindern angewendet werden.

- Bei migräneartigen Kopfschmerzen mit Reizbarkeit und Schwindelgefühlen ist ätherisches Kamillenöl geeignet. Im akuten Fall zweimal täglich zehn Tropfen in Nacken, Solarplexus und Wirbelsäule einmassieren.
- Besonders bei Kopfschmerzen infolge geistiger Überanstrengung und bei Blutandrang zum Kopf sind ableitende Maßnahmen hilfreich. Belebend und ableitend wirkt etwa ein Armbad: Hände und Unterarme dazu 15 Minuten unter fließend kaltes Wasser halten (nur bei warmen Händen und Armen). Bei Herz-Kreislauf-Krankheiten nur nach Absprache mit dem Arzt durchführen.
- Bei Kopfschmerzen infolge einer Muskelverspannung sind leichte gymnastische Übungen und Bewegung an der frischen Luft die beste Therapie.

Kräftigung

Bei allgemeiner Erschöpfung und Schwächezuständen, beispielsweise nach überstandener Infektion oder infolge psychischer oder physischer Überlastung, ist Thymian- oder Quendeltee zur Kräftigung geeignet (Aufguss mit einem Teelöffel auf einem Viertelliter Wasser); kurmäßig ein bis zwei Tassen täglich, zwei bis drei Wochen zur allgemeinen Stärkung trinken.

Allgemein tonisierend durch die Anregung des Verdauungssystems und damit kräftigend im Rahmen einer längeren kurmäßigen Anwendung wirkt auch eine zweite Pflanze der »Top Ten« der Heilpflanzen, das Tausendgüldenkraut. Dosierung und Zubereitung siehe Appetitlosigkeit, Seite 79 f.

Bei Kindern (über drei Jahre) hilfreich ist auch häufig Salbeitee (Aufguss mit einem Teelöffel auf einem Viertelliter Wasser). Geben Sie ein bis zwei Tassen täglich mit Honig gesüßt etwa zwei Wochen zu trinken.

Krampfadern

Mehr als zwölf Millionen Menschen leiden in Deutschland an Venenerkrankungen, fast eine Million haben ein venös bedingtes Unterschenkelgeschwür. Krampfadern betreffen vor allem die Beinvenen, wobei Frauen mit Kindern häufiger und schwerer betroffen sind als Männer, ältere Menschen mehr als junge. Die wichtigste Ursache für Krampfadern ist eine angeborene Bindegewebsschwäche, wobei stehende oder sitzende berufliche Tätigkeit, Bewegungsmangel, ständig warmes Raumklima, Fußbodenheizung, Übergewicht und die Belastung durch eine Schwangerschaft eine auslösende oder verschlechternde Rolle spielen. Oft kommt es gleichzeitig zu Hämorrhoiden.

Bei Krampfadern verändert sich die Wandstruktur venöser Gefäße. Sie werden dehnbarer, so dass die Funktion der

Venenklappen, die den Rückfluss des Blutes verhindern sollen, nachlässt. Als Folge davon staut sich das venöse Blut in die Beinvenen zurück, was auf Dauer zur Erweiterung und Verlängerung oberflächlicher Venen führt, besonders an den Unterschenkeln. Setzt sich der Krankheitsprozess fort, kommt es zu Flüssigkeitsansammlungen (Ödemen) an den Unterschenkeln, die Beine werden »schwer«. Weiterhin können Venenentzündungen bis hin zu chronischen Geschwüren auftreten. Außerdem besteht bei fortgeschrittener Erkrankung die Gefahr, dass auch tieferliegende Venen betroffen sind und sich Blutgerinnsel (Thromben) bilden, die ein Embolierisiko darstellen.

Bei Krampfadern handelt es sich also nicht um ein nur kosmetisches Problem, sondern um einen Risikofaktor für das Entstehen ernster Venenerkrankungen. Beginnen Sie daher rechtzeitig mit einer geeigneten Therapie, um das Fortschreiten des Krankheitsprozesses zu verhindern. Die genaue Abklärung erfordert ärztliche oder heilpraktische Diagnose und Therapie. Anschließend können bei leichteren Erkrankungen nach Absprache naturheilkundliche Maßnahmen angewendet werden.

- Vor allem bei leichteren Beschwerden und oberflächlichen Krampfadern mit geringfügiger Schwellungsneigung können abschwellende und venentonisierende Präparate auf Hamamelisbasis helfen. Legen Sie zu diesem Zweck mehrmals täglich Hamamelisumschläge mit dem lauwarmen Sud aus Rinde und Blättern auf. Man bereitet eine Abkochung aus jeweils einem Esslöffel auf einem Viertelliter Wasser. In der Apotheke sind auch Hamamelisfertigpräparate erhältlich. Diese haben zugleich hautpflegende Wirkung.

Allgemeine Ratschläge

- Gut sind Laufen und Liegen, ungünstig Sitzen und Stehen.
- Maßvolle Bewegung hilft auch bei fortgeschrittener Krankheit, um Komplikationen zu vermeiden.
- Günstige Sportarten sind individuell maßvolles Joggen, Fahrrad fahren, Langlauf und Schwimmen im kühlen Wasser (warmes Wasser erweitert).
- Schreiten Sie bei Spaziergängen kräftig aus, damit die Muskel-Venen-Pumpe richtig betätigt wird.
- Drei- bis viermal täglich Beingymnastik durchführen, beispielsweise zehnmal Zehenstand und zehn Kniebeugen.
- Wassertreten und Trockenbürsten wirken günstig und zugleich auch vorbeugend (mit Absprache).
- Vermeiden Sie unnötige Wärmeeinwirkung wie lange Sonnenbäder; sitzen Sie in der Sauna nicht ganz oben, und lassen Sie die Beine nicht hängen.
- Abschnürungen an den Beinen sind zu vermeiden.
- Übergewicht, die »Pille«, Alkohol und Nikotin sind ungünstig.

- Unterstützend nach Absprache bei Venenentzündung und blutenden Krampfadern ist Hamamelis in der homöopathischen Potenz D6 hilfreich. Nehmen Sie je nach Darreichungsform dreimal täglich eine Gabe in einem Glas Wasser ein. Schluckweise über eine Stunde verteilt trinken. Globuli und Tabletten können Sie auch unter der Zunge zergehen lassen. Bei chronischen Beschwerden empfiehlt sich Hamamelis in der D12; ein- bis zweimal täglich wie oben beschrieben einnehmen.
- Sehr gut zur Linderung leichterer, oberflächlicher Entzündungen geeignet sind Quark- oder Heilerdeauflagen mit

Hamamelis. Man verrührt Quark oder Heilerde mit der wie oben hergestellten Hamamelisabkochung, bis man eine pastenähnliche Masse erhält. Diese messerrückendick auf ein Baumwolltuch geben und die kühle Packung auf die betroffenen Hautstellen legen. Abnehmen, wenn sie warm wird, spätestens nach 30 Minuten. Die Packung nicht bei kalter Haut auflegen.

Lippenbläschen *(Herpes simplex)*

Die vom *Herpes-simplex-Virus* hervorgerufenen Bläschen werden im Volksmund als Fieberblasen bezeichnet. Die Ansteckung erfolgt meist im Kindesalter, wobei etwa 60 Prozent der einmal befallenen Menschen lebenslang Virusträger bleiben. Doch nicht bei jedem Menschen wird das Virus aktiv. Erst bei einer Schwächung des Immunsystems, etwa als Folge einer Grippe, bei intensiver Sonneneinstrahlung, während der Monatsregel oder bei starken seelischen oder körperlichen Belastungen, kann es zum Ausbruch der Erkrankung kommen. Es entsteht

Allgemeine Ratschläge bei wiederholten Infektionen

- Anregung des Abwehrsystems, etwa durch körperliche Abhärtung.
- Meiden bekannter Auslöser wie intensive Sonnenbestrahlung und körperliche oder seelische Überanstrengung.
- Neurodermitiker sollten wegen des oft schweren Verlaufs der Erkrankung den Kontakt zu akut Herpeskranken meiden. Beim ersten Prickeln wirksame Präparate anwenden und innerlich das Abwehrsystem stärken.

ein juckender und brennender Bläschenausschlag, bevorzugt am Lippenrand, der sich auch auf die Mundschleimhaut, den Naseneingang und die Wangen ausdehnen kann und oft sehr schmerzhaft ist. Meist heilen die Bläschen innerhalb weniger Tage narbenlos ab, kehren aber bei manchen Menschen häufig wieder. Ursache für die Lippenbläschen ist das *Herpes-simplex-Virus* Typ I, das durch Speichelkontakt, etwa beim Küssen, übertragen wird. Besonders lästig ist oft die Herpeserkrankung im Anal- und Genitalbereich, die durch Geschlechtsverkehr übertragen wird. Auslöser ist das Virus Typ II.

Gefährlich kann eine Ausbreitung der Herpesinfektion besonders bei Neugeborenen und bei Neurodermitis werden. Hier ist fachmännischer Rat erforderlich.

Der Krankheitsverlauf kann durch verschiedene naturheilkundliche Maßnahmen gelindert und die Vermehrung des Virus gehemmt werden:

- Ätherisches Melissenöl ist erwiesenermaßen antiviral wirksam, dabei aber gut hautverträglich. Einige Tropfen direkt auf die befallenen Stellen gegeben, helfen oft erstaunlich gut. Tragen Sie das Öl mehrmals täglich in kleinen Mengen auf. Nicht selten wird mit nur wenigen äußerlichen Anwendungen der Herpesausbruch beendet, und die Bläschen trocknen aus. Beginnen die befallenen Hautstellen nach einem bis eineinhalb Tagen zu spannen, verwenden Sie weiterhin bis zur völligen Ausheilung eine Mischung eines fetten Basisöls mit zehn Prozent ätherischem Öl. Als Basisöl eignen sich etwa Haselnuss- oder Mandelöl. Im Fachhandel sind auch Fertigpräparate auf Melissenextraktbasis erhältlich.

Hinweis: Verwenden Sie ausschließlich naturreine Öle, die zwar nicht ganz billig sind, dafür aber wirksamer.

- Hamamelis kann aufgrund seiner entzündungshemmenden, adstringierenden und leicht antiviralen Eigenschaften helfen.
  Die Anwendung erfolgt je nach Lokalisation des Befalls durch Spülungen oder Umschläge mit einem Blätteraufguss oder einer Rindenabkochung (jeweils ein bis zwei Esslöffel auf einen halben Liter Wasser). Mehrmals täglich Spülungen mit dem lauwarmen Sud durchführen oder Umschläge anwenden.

Magendruck *(siehe auch Gastritis)*

- Liegt keine Gastritis vor, und haben Sie Magenschmerzen, weil Sie zu viel oder durcheinander gegessen haben, trinken Sie die verdauungsfördernde Teemischung aus Tausendgüldenkraut, Pfefferminze und Melisse, siehe Blähungen, Seite 80 ff.
- Bei nervös bedingten Magenschmerzen ist die Mischung aus Kamille und Melisse oder auch Melisse allein geeignet (Aufguss mit zwei Teelöffeln auf einem Viertelliter Wasser). Mehrmals täglich eine Tasse warm, ungesüßt, schluckweise trinken.
- Bei Magendruck infolge gallebedingter Verdauungsstörungen kommt eine Teemischung aus Pfefferminze und Melisse in Frage oder auch Pfefferminztee allein (Aufguss mit zwei Teelöffeln auf einem Viertelliter Wasser). Im akuten Fall zwei bis drei Tassen täglich warm, ungesüßt und schluckweise trinken. Durch ihre allgemeine verdauungs- und galleanregende Wirkung lindert Pfefferminze auch oftmals Übelkeit und Brechreiz. Die Anwendung von Pfef-

ferminze sollte bei Gallestörungen nur in Absprache mit einem Fachmann erfolgen. Alternativ können Sie auch ein bis zwei Tropfen naturreines ätherisches Pfefferminzöl in etwas warmem Wasser einnehmen.

Magenschleimhautentzündung siehe Gastritis

Menstruationsbeschwerden

Bei Schmerzen, Krämpfen und allen anderen chronischen Beschwerden im Zusammenhang mit dem Zyklusgeschehen muss durch eine gynäkologische Untersuchung eine organische Krankheitsursache ausgeschlossen werden.

- Bei leichteren Krämpfen vor und während der Menstruation, auch zur Linderung einer zu starken Regelblutung, eignet sich häufig Kamillenblütentee (Aufguss mit zwei Teelöffeln auf einem Viertelliter Wasser). Mehrmals täglich eine Tasse trinken.
- Zuweilen wirkt Melissentee stärker krampflindernd als Kamille (Aufguss mit zwei Teelöffeln auf einem Viertelliter Wasser). Mehrmals täglich eine Tasse.

Tipp: Hilfe bei PMS

Melissen- oder Kamillensitz- oder -vollbäder helfen zuweilen bei Beschwerden vor der Menstruation. Für ein Vollbad bereitet man einen Aufguss mit 50 Gramm Kamillenblüten oder Melissenblättern auf zwei Liter Wasser zu. Nach zehn Minuten abseihen und den Sud dem Badewasser zugeben. Für ein Sitzbad gibt man eine Hand voll Blüten oder Blätter in einen Liter Wasser.

Milchschorf

Bei dem im Säuglingsalter auftretenden Ekzem handelt es sich um die erste mögliche Manifestierung einer Neurodermitis. Zugrunde liegt eine angeborene Überempfindlichkeit auf verschiedene Stoffe, wie etwa Milch, woher das Ekzem seinen Namen hat. Die Beschwerden sind schuppigkrustige Auflagerungen, besonders auf der Kopfhaut, aber auch auf der Stirn und den Wangen. Die belastenden Stoffe, wie etwa Nahrungsmittel (häufig Milch, Zitrusfrüchte, Hühnereiweiß, Schokolade), Kleidung (Wolle, Synthetik), Tierhaare, bestimmte Reinigungsmittel oder Hausstaub, müssen mit Hilfe eines Fachmanns identifiziert und der Kontakt mit ihnen nach Möglichkeit vermieden werden.

Zur vorübergehenden Linderung akuter Beschwerden eignet sich ein Hamamelisblätteraufguss (ein Esslöffel auf einen halben Liter Wasser) oder eine Rindenabkochung (ein Esslöffel auf einen halben Liter Wasser). Die Umschläge sollten mehrmals täglich mit angenehm temperiertem Wasser durchgeführt werden, was in der Regel zur raschen Linderung des Juckreizes führt.

Mundgeruch

Die Hauptursache von chronischem Mundgeruch sind Beschwerden und Krankheiten des Verdauungssystems und Entzündungen in Mund, Hals oder Rachen. Hier muss die auslösende Grundkrankheit von einem Arzt oder Heilpraktiker diagnostiziert und behandelt werden. Um den schlechten Geschmack zu verbessern und gleichzeitig mögliche Entzündungen zu lindern, ist ein Teeaufguss mit der Mischung aus Pfefferminz- und Salbeiblättern zu gleichen Teilen geeignet (Aufguss mit zwei Teelöffeln auf einem Viertelliter Wasser). Alle drei Stunden damit spülen und gurgeln. Wer es verträgt, kann auch einen Tropfen Pfefferminzöl auf die Zunge geben.

Mundschleimhautentzündung

Für Entzündungen der Mundschleimhaut kommen verschiedene Auslöser in Frage: Infektionen, besonders auch des Magen-Darm-Trakts, sich ausbreitende Zahnschleimhautentzündungen (siehe Seite 141 f.), Allergien auf bestimmte Nahrungsmittel, Zahnpasten oder Mundwässer. Die Haut ist mehr oder weniger stark gerötet und schmerzt. Oft kommen Trockenheitsgefühl, Brennen oder Juckreiz hinzu. Entzündungen mit weißlichem Belag deuten auf einen Pilzbefall (Candida) hin. Bei kleineren erhabenen Entzündungen mit weißlichem Belag handelt es sich meist um Aphthen (siehe Seite 78 f.). Spülungen mit den entzündungslindernden Heilkräutern Kamille, Salbei und Hamamelis wirken oft recht zuverlässig. Rezepturen finden Sie unter Angina, Seite 77 f., und Rachenentzündung, Seite 126.

Bei ausgeprägten Entzündungen und Verdacht auf Pilzbefall sollte ein Facharzt aufgesucht werden.

Muskelschmerzen siehe Hexenschuss

Nagelbettentzündung

Zu Entzündungen des Nagelbetts kommt es meist durch kleinere Verletzungen oder Quetschungen des Fingers im Nagelbereich, die sich infizieren. Sie können eitrig verlaufen und führen nicht selten auch zum vorübergehenden Verlust des Nagels. Bei eitrigen und schweren Entzündungen kommt eine Selbstbehandlung nicht in Frage. Auch sonst müssen Sie für Umschläge 20 Minuten lang gekochtes Wasser verwenden. Geben Sie in einen Viertelliter abgekochtes Wasser einen Esslöffel Hamamelisrinde, und lassen Sie es weiter zehn Minuten köcheln. Mehrmals täglich Umschläge mit dem lauwarmen Sud anlegen, dabei sterile Kompressen oder Binden verwenden. Wechselweise auch Umschläge mit Kamille machen (Aufguss von drei Teelöffeln mit einem Viertelliter zuvor abgekochtem Wasser). Auch lauwarme Umschläge mit einem Eibischwurzelkaltauszug (zwei Teelöffel auf einen Viertelliter abgekochtes Wasser) sind oft geeignet, die Entzündung zu lindern. Kommt es zu einer Verschlimmerung, ist die Selbsttherapie abzubrechen.

Nebenhöhlenentzündung

Die Nebenhöhlen sind mit Schleimhaut ausgekleidete Hohlräume, die mit den Nasenhöhlen in Verbindung stehen. Man unterscheidet die Stirnhöhlen, die im Stirnbein über den Augenbrauen liegen, und die Kieferhöhlen, die unter den Augen, neben der Nase liegen. Bei einer Nebenhöhlenentzündung entzünden sich die Schleimhäute der Nebenhöhlen, begleitend bei einer Erkältung oder durch eine bakterielle

Sekundärinfektion. Dies ist meist der Fall, wenn ein gewöhnlicher Schnupfen länger als zwei Wochen dauert.

Oft kommt es auch zu eindeutigen und heftigen Symptomen wie stechenden oder klopfenden Schmerzen in der Stirn- oder Wangengegend, von der Stirn ausgehenden Kopfschmerzen, zum Fluss von Schleim oder Eiter aus der Nase und in den Rachenraum und zu erhöhter Körpertemperatur.

- Eine der besten naturheilkundlichen Maßnahmen bei Entzündungen der Nebenhöhlen sind Kamillendampfbäder. Geben Sie dafür drei bis vier Esslöffel Blüten oder einen Esslöffel Kamillentinktur in ein bis zwei Liter kochendes Wasser. Ein- bis zweimal täglich den aufsteigenden Dampf zehn Minuten inhalieren.
- Bei Stirnhöhlenentzündungen können Sie je zwei Tropfen ätherisches Kamillenöl oberhalb der Augenbrauen auftragen. Vorsicht, nicht in die Augen bringen und nicht zu dicht an den Augen auftragen!
- Ein Kräutertee bei akuten Beschwerden ist die Mischung aus Thymiankraut, Salbeiblättern und Kamillenblüten zu

Nebenhöhlenentzündungen nicht auf die leichte Schulter nehmen

Nebenhöhlenentzündungen müssen gut ausgeheilt werden, da sonst eine chronische Entzündung oder eine erhöhte Anfälligkeit zurückbleiben können. Starke oder chronische Entzündungen erfordern gezielte fachmännische Behandlung. Bei chronischen Entzündungen sollten mögliche Zahnherde im Oberkiefer durch einen Zahnarzt abgeklärt werden.

gleichen Teilen. Einen Aufguss mit zwei Teelöffeln zubereiten und drei Tassen täglich trinken.

- Sitzt der Schleim fest, trinken Sie zur Lockerung warme Kräutertees. Geeignete Rezepte finden Sie unter Erkältung, Seite 91 ff. Bestens geeignet für diesen Zweck sind auch heiße Suppen, vor allem mit reichlich Knoblauch und Zwiebeln.
- Bei chronischen Entzündungen sind Nasenspülungen mit frisch bereitetem lauwarmem Kamillentee (Aufguss mit zwei Teelöffeln) hilfreich. Ein Nasenloch zuhalten und den Tee durch das freie Nasenloch aus dem schräg gehaltenen Glas hochziehen, so dass er in den Hals gelangt. Dann den Vorgang auf der anderen Seite wiederholen. Geben Sie dem Tee Kochsalz zu (einen halben Teelöffel pro Tasse), das wirkt zusätzlich desinfizierend. Die Spülung zweimal täglich durchführen, wenn Ihnen dies guttut. Bei verstärkter Anfälligkeit für Nebenhöhlenentzündungen kann eine morgendliche Kochsalzspülung vorbeugend angewendet werden.
- Bei chronischen Nebenhöhlenentzündungen erleichtern auch tägliche Rotlichtbestrahlungen von zehn Minuten Dauer.

Nervenschmerzen siehe Hexenschuss

Nervosität

Zum Ausgleich und zur Entspannung in Zeiten erhöhten Stresses haben wir in der Hausapotheke die Melisse zur Verfügung. Trinken Sie drei- bis viermal täglich eine Tasse (Aufguss mit zwei Teelöffeln Blätter auf einem Viertelliter Wasser), die letzte vor dem Schlafengehen, das fördert einen erholsamen Schlaf. Auch die Mischung Melisse und Kamille zu gleichen Teilen ist geeignet (ebenfalls ein Aufguss mit zwei Teelöffeln auf einem Viertelliter Wasser).

- Vergessen Sie aber nicht die einfachsten und effektivsten Maßnahmen: Bewegung an der frischen Luft, geeignete sportliche Aktivitäten, Luft- und Sonnenbäder.
- Bei Kindern, die überempfindlich reagieren, reizbar und unruhig sind, auch bei Bettnässen und Schlafstörungen haben sich homöopathische Kamillengaben bewährt (Chamomilla D6 drei- bis fünfmal täglich eine Gabe). Besonders angezeigt ist dies, wenn sich die Beschwerden durch Aufregung, Wärme und abends verschlimmern.

Ohrenschmerzen

Über die Verbindung der Ohren durch die Ohrtrompete (eustachische Röhre) mit dem Nasen-Rachen-Raum können sich Krankheitserreger aus Hals, Rachen und Zähnen her kommend ausbreiten und zum Mittelohr gelangen. Aber auch der Druck von Sekret aus dem Nasenraum bei Schnupfen oder Nebenhöhlenentzündungen kann Schmerzen verursachen.

Eine Selbstbehandlung kommt bei Ohrenschmerzen nur bedingt in Frage, da vor allem bei Kindern aus einer Erkältung schnell eine Entzündung des Mittelohrs entsteht, die sich auf das Innenohr ausbreiten und sogar zu Taubheit führen kann. Auch leichtere Ohrenentzündungen sollten daher nicht auf die leichte Schulter genommen werden und erfordern fachlichen Rat. Ohrentropfen oder -spülungen setzen ein intaktes Trommelfell voraus!

Tipp: Zwiebelwickel für Kinder

Bei Kindern lindert oft ein Zwiebelwickel. Eine rohe Zwiebel so klein wie möglich hacken, in ein Taschentuch wickeln oder in einen dünnen Baumwollstrumpf geben, und das Päckchen auf das Ohr legen. Mit einem Stirnband am Ohr fixieren; zur Intensivierung das Ohr auf eine Wärmflasche betten.

- Bei leichteren Beschwerden können Sie Kamillenteespülungen mit lauwarmem, verträglich temperiertem Kamillentee durchführen. Geben Sie einige Tropfen mäßig warmen Tee (Aufguss mit drei Teelöffeln Blüten auf einem Viertelliter Wasser) mit einer Pipette in das erkrankte Ohr. 15 Minuten einwirken lassen und anschließend das Ohr vorsichtig trocknen. Vorgang mehrmals täglich wiederholen.
- Wirksamer noch ist die Herstellung von Ohrentropfen: Lassen Sie dafür 50 Gramm naturreines Olivenöl eine Minute mit zwei Esslöffeln Kamillenblüten sieden, anschließend durchseihen und mehrmals täglich lauwarm einige Tropfen in das Ohr geben.
- Sie können auch zehn Tropfen naturreines ätherisches Kamillenöl in einen Teelöffel Olivenöl geben, einen Wattebausch damit tränken und diesen eine halbe Stunde in den Gehörgang schieben. Zweimal täglich durchführen.

Pilzerkrankungen

Pilze können sich an allen Organen unseres Körpers ansiedeln, befallen aber hauptsächlich Haut, Schleimhaut oder Nägel. Zu den wichtigsten Pilzarten gehören Hautpilze (Dermatophyten), die sich auf Haut, Haaren und Nägeln ansiedeln können, und Hefen oder Schimmelpilze wie *Candida albicans,* die Haut und Schleimhaut angreifen, zuweilen aber auch tief liegende Organe.

Wichtigste Voraussetzung für eine Pilzbesiedlung sind eine Schwächung der inneren Abwehrkraft und die Schädigung des schützenden Säure-Fett-Mantels unserer Haut. Die bevorzugten Hautstellen für einen Befall sind dabei Faltenbereiche wie Achselhöhle und Leiste, die Haut zwischen den Zehen und der Anal- und Genitalbereich. Besonders häufig ist Fußpilz, da man sich in Schwimmbädern, Duschen, Turnhallen und Waschräumen leicht anstecken kann. Zu enge Schuhe, Strümpfe und Schuhe aus Kunststoff sowie Schweißfüße begünstigen eine Ansteckung.

Bei einem Pilzbefall kommt es auf der Haut zu einer scharf begrenzten entzündlichen Rötung, zu Juckreiz, oft auch zur Schuppung.

Bei Fußpilz sind zunächst hauptsächlich die Zehenzwischenräume betroffen, wobei die Haut dort aufquillt. Die Pilze können sich aber auch auf den Fußsohlen ausbreiten. Sind Nägel befallen, werden diese bröselig.

- Juckreiz können Sie zuverlässig durch Hamamelisbäder (einen Liter Abkochung mit drei bis vier Esslöffeln Rinde oder Blätter in das Badewasser geben) oder Auflagen von mit dem Sud getränkten Kompressen lindern.

- Bei Fußpilz wirken Fußbäder beschwerdelindernd (nicht pilzabtötend), und zwar besonders gegen den Juckreiz. Übergießen Sie drei bis vier Esslöffel der Mischung aus Hamamelis- und Salbeiblättern zu gleichen Teilen (auch eine Hamamelisrindenabkochung ist geeignet) mit einem Liter kochendem Wasser. Zehn Minuten ziehen lassen und dem Badewasser so viel Sud zugeben, dass der Fuß bis zum Knöchelrand bedeckt ist. Baden Sie die Füße zehn Minuten, anschließend gut abtrocknen, besonders die Zehenzwischenräume. Das Fußbad hilft auch bei Fußschweiß. Warme Fußbäder sind nicht bei Krampfadern geeignet.

Rachenentzündung

Erkältungsviren sind die hauptsächlichen Verursacher von Entzündungen im Rachenbereich. Die Schleimhaut des Rachens ist gerötet, es brennt und kratzt im Hals. Auch die Mandeln können mit beteiligt sein, so dass Schluckbeschwerden auftreten. Bei Heiserkeit sind zusätzlich Stimmbänder und Kehlkopf betroffen.

Tees und Teemischungen mit Heilkräutern aus der Hausapotheke, die geeignet sind, die Beschwerden zu lindern, finden Sie unter Angina, Seite 77 f. Bei einer akuten Rachenentzündung ist die Mischung von Kamille und Salbei erste Wahl, bei einer chronischen Hamamelis im Wechsel mit dieser Mischung und zur Reizlinderung die Eibischwurzel, besonders auch bei Heiserkeit und Kratzen.

Reisekrankheit

Mit Reisekrankheit bezeichnet man Beschwerden wie Übelkeit, Schwindel oder Erbrechen, die im Zusammenhang mit Flug-, Bahn- oder Schiffsreisen auftreten und keine organische oder infektiöse Ursache haben. Symptomatisch meist sehr zuverlässig wirkt hier die Pfefferminze.

- Trinken Sie einen Tag vor der Abreise zwei bis drei Tassen Pfefferminztee (Aufguss mit ein bis zwei Teelöffeln Blätter auf einem Viertelliter Wasser). Auch drei Tassen der Mischung aus Melisse- und Pfefferminzblättern zu gleichen Teilen sind geeignet (Aufguss mit zwei Teelöffeln auf einem Viertelliter Wasser).
- Wenn Sie häufig unter den genannten Beschwerden leiden, sollten Sie auf Reisen immer ein Fläschchen naturreines ätherisches Pfefferminzöl mit sich führen, das meist sehr zuverlässig wirksam ist. Treten Beschwerden auf, einen Tropfen Öl auf die Zunge geben oder zwei Tropfen in etwas warmem Wasser oder auf einem Stück Zucker einnehmen. Kinder zwischen drei und zwölf Jahren nehmen einen Tropfen auf einem Stück Zucker. Kleinere Kinder sollten keine ätherischen Öle erhalten.

Rheumatische Beschwerden

Hier kommen aus der Hausapotheke nur begleitende Maßnahmen zur ärztlichen oder heilpraktischen Therapie in Betracht. Bei akut entzündlichen Gelenkerkrankungen sind Einreibungen mit schmerzlindernden Arnikafertigpräparaten, die meist noch weitere Heilkräuter enthalten, oder zimmerwarme Heilerdeauflagen geeignet. Bei chronisch-entzündlichen rheumatischen Krankheiten und chronischen Arthrosen sind warme Anwendungen wie warme Heilerdeauflagen erforderlich. Muskel- und Nervenschmerzen siehe Hexenschuss und Ischias, Seite 106 f.

Scheidenentzündung

Die Beschwerden sind Juckreiz, Brennen, manchmal ziehende Schmerzen im Unterbauch, häufig ein weißlicher Ausfluss (Fluor). Bei diesem handelt es sich um eine entzündungsbedingte Absonderung eines wässrigen bis gelben Sekrets aus der Scheide. Besteht die Entzündung über längere Zeit, kann sie aufsteigen und Gebärmutter, Eileiter und Eierstöcke in Mitleidenschaft ziehen. Die Entzündungsursache ist fast immer eine Besiedlung mit Keimen: Pilzen, Kolibakterien, Trichomonaden, Viren. Aber auch allergisch bedingte Unverträglichkeiten gegen manche Reinigungsmittel, Kosmetika (zum Beispiel parfürmierte Slipeinlagen) oder Kleidungsstoffe, Pessare oder die Spirale können Entzündungen hervorrufen.

Häufiger an Scheidenentzündungen leiden Frauen, die Antibiotika einnehmen, Diabetikerinnen und Frauen während der Wechseljahre, da es bei ihnen leichter zu Veränderungen der natürlichen Bakterienflora der Scheide kommt. Sind die Ursachen gynäkologisch abgeklärt, kann bei einfachen Scheidenentzündungen in Absprache mit dem Arzt eine Selbstbehandlung versucht werden. Verwenden Sie dafür nur abgekochtes Wasser. Eine unsachgemäße Durchführung kann die Entzündung verstärken.

- Bei leichteren Reizungen und Entzündungen ist eine Spülung mit der Mischung zu gleichen Teilen aus Hamamelisblättern und Kamillenblüten zu empfehlen. Übergießen Sie drei Esslöffel mit einen Liter 20 Minuten lang abgekochtem Wasser, und lassen Sie das Ganze zehn Minuten ziehen, dann abseihen. Den Scheidenbereich eine Woche lang ein- bis zweimal täglich spülen.
- Ebenfalls gut wirksam ist die Mischung aus Kamillenblüten und Salbeiblättern. Dosierung und Anwendung wie oben beschrieben. Günstig wirken auch tägliche Hamamelissitzbäder. Hierfür kochen Sie drei Esslöffel Blätter oder zwei Esslöffel Rinde zehn Minuten in einem Liter Wasser und geben den Sud dem Badewasser zu.

Schlaflosigkeit

Viele Menschen leiden unter Einschlaf- oder Durchschlafstörungen. Die auslösenden Ursachen sind vielfältiger Natur und reichen von psychischem oder physischem Stress über körperliche Verspannungen bis zu organischen Krankheiten wie Rheuma und Bluthochdruck. Nur das oberflächliche Symptom zu behandeln reicht hier meist nicht aus. Suchen Sie für diesen Fall einen erfahrenen Therapeuten auf.

- Kräutertees können eine gute Hilfe bei Schlafstörungen sein. Aus unserer Hausapotheke kommt hier die ausgleichend-entspannend auf unser Nervensystem wirkende Melisse in Frage. Trinken Sie ein bis zwei Tassen Melissenblättertee abends schluckweise vor dem Einschlafen (Aufguss mit zwei Teelöffeln auf einem Viertelliter Wasser).

- Leiden Kinder unter Schlafstörungen sind häufig Blähungen oder Zahnungsbeschwerden die Ursache. Liegen gleichzeitig Reizbarkeit, nervöse Spannungen und sonstige Beschwerden vor, die auf eine Nervenüberempfindlichkeit hinweisen, sind oft homöopathische Kamillengaben hilfreich. Drei- bis fünfmal täglich eine Gabe Chamomilla D6.
- Zur Beruhigung von Säuglingen sind auch Lindenblütenbäder nützlich (Aufguss mit zwei Hand voll Blüten auf einem Liter Wasser). Achten Sie auf die richtige Badetemperatur.
- Wenn Sie unter chronischen Schlafstörungen leiden, finden Sie weitere geeignete Heilkräuter in der erweiterten Hausapotheke auf Seite 143 ff.

Schnupfen

Bei Schnupfen handelt es sich um eine virusbedingte Erkältungskrankheit (siehe Seite 91 ff.), bei der die Entzündung der Nasen- und Nasennebenhöhlenschleimhäute im Vordergrund steht. Diese schwellen an und sondern ein anfangs wässriges, später gelblich-grünes Sekret ab. Eine alte Volksweisheit sagt: Unbehandelter Schnupfen dauert zwei Wochen, ärztlich behandelter 14 Tage. Der Grund dafür ist, dass die einzige wirkungsvolle Hilfe bei Virusinfektionen unser körpereigenes Immunsystem ist. Dies durch Ruhe, Schwitzen und geeignete Tees und Tropfen zu unterstützen ist die wichtigste Maßnahme.

- Kräutertee zur Linderung akuten Schnupfens: Thymiankraut, Salbeiblätter und Kamillenblüten zu gleichen Teilen mischen und einen Aufguss mit zwei Teelöffeln auf einem Viertelliter Wasser bereiten. Dreimal täglich eine Tasse trinken. Um das Ausschwitzen zu unterstützen, ersetzen Sie in diesem Rezept den Salbei durch Lindenblüten. Dosierung und Zubereitung wie vorher.

- Auch Nasenspülungen und Inhalationen sind hilfreich. Rezepte und Anwendungen hierzu und weitere Teerezepte und vorbeugende Ratschläge finden Sie unter Nebenhöhlenentzündungen, Seite 120 ff., und Erkältung, Seite 91 ff.

Schwäche, allgemeine siehe Kräftigung

Schwitzen

Manche Menschen leiden von Natur aus unter starker Schweißbildung, vor allem bei Aufregung oder Anstrengung. Auch wenn diese Ausscheidungsreaktion oft lästig sein kann, sollte sie nicht unterdrückt werden, da sie unserem Körper hilft, sich zu entgiften. Symptomatisch kurzfristig – etwa für wichtige berufliche Termine – kann Salbeitee helfen. Trinken Sie vor dem Termin ein bis zwei Tassen. Übergießen Sie dafür zwei Teelöffel Salbeiblätter mit einem Viertelliter kochendem Wasser. Zehn Minuten ziehen lassen, durchseihen und bei Bedarf mit Honig süßen.

Sodbrennen siehe Gastritis

Sonnenbrand

Ein Sonnenbrand ist die Folge übermäßiger Bestrahlung der Haut mit ultraviolettem Licht. Bis spätestens 24 Stunden danach treten dann die Beschwerden wie Rötung und Brenngefühl auf, was einer Verbrennung 1. Grades entspricht. In schwereren Fällen kommt es zur Bildung schmerzhafter Schwellungen und Blasen, einer Verbrennung 2. Grades, die auch von Fieber und Schüttelfrost begleitet sein kann. Derart ausgeprägte Sonnenbrände erfordern wegen der Gefahr eines Kreislaufversagens unverzügliche ärztliche Behandlung.

Besser als jede Therapie ist Vorbeugung. Achten Sie daher auf ausreichenden Sonnenschutz und maßvollen Umgang mit der Sonne. Bedenken Sie, dass lang andauernde, kräftige Sonneneinstrahlung über die Jahre hinweg zu einer vorzeitigen Alterung der Haut führt, die faltig, rau und gelblich wird, und

Allgemeine Ratschläge

- Gewöhnen Sie die Haut im Frühjahr oder im Urlaub langsam an die Sonne.
- Gehen Sie nicht in der Mittagszeit von 11.00 bis 15.00 Uhr ohne Lichtschutz in die pralle Sonne.
- Wer starke Sonneneinstrahlung nicht vermeiden kann, sollte ein Sonnenschutzpräparat mit hohem Lichtschutzfaktor auf die unbedeckte Haut auftragen. Achten Sie besonders auf Nase, Ohren und Lippen. Sonnenschutzmittel sollen Schutz gegen UV-A- und UV-B-Strahlen bieten.
- Der Sonnenschutz sollte 45 Minuten vor dem Sonnenbad gleichmäßig und in ausreichender Menge aufgetragen werden. Nach dem Baden erneuern.

das Risiko erhöht, an Hautkrebs zu erkranken. Sehr gut zur Linderung der Beschwerden bei einem leichteren Sonnenbrand geeignet sind Hamamelis-Quark-Auflagen. Verrühren Sie dazu 250 Gramm Quark mit einer halben Tasse Hamamelisblätteraufguss (zwei bis drei Teelöffel auf einen Viertelliter Wasser), der weniger Gerbstoffe enthält und daher milder wirkt als die Abkochung. Die Paste zehn bis 20 Minuten in den Kühlschrank stellen und anschließend auf ein Leinentuch streichen, das Sie auf die geröteten Stellen legen. Den Umschlag zweimal täglich 20 bis 30 Minuten anlegen. Auch kühle Heilerdeauflagen, Umschläge mit wässrigen Hamamelisfertigpräparaten und kühlem Hamamelis- oder Kamillentee helfen.

Übelkeit

Ist Übelkeit auf einen verdorbenen Magen zurückzuführen, kann Pfefferminze in Form von Tee oder ätherischem Öl (zwei Tropfen Öl in etwas Wasser geben und einnehmen) helfen. Auch bittere Tees sind gut geeignet. Rezepte und Anwendungen siehe Magendruck, Seite 116 f., und Reisekrankheit, Seite 127.

Verdauungsschwäche

Von einer allgemeinen Verdauungsschwäche (der so genannten funktionellen Verdauungsstörung) spricht man, wenn sich die Ursache der Beschwerden nicht genau ermitteln lässt und organische Auslöser ausgeschlossen werden können. Zugrunde liegen dann häufig ein etwa altersbedingter

Mangel an Verdauungsenzymen, schädliche Ess- und Ernährungsgewohnheiten, psychische Probleme oder Stress. Als Folge kommt es dann zu einem mangelnden Transport der Nahrung im Verdauungskanal, zu Gärungsrückständen mit unregelmäßiger Darmtätigkeit oder zu einer chronischen Reizung der Magen-Darm-Schleimhaut, die wiederum zu Blähungen, Völlegefühl oder auch leichter Verstopfung im Wechsel mit Durchfall führen.

- Verdauungsanregend und blähungshemmend und daher bei allen gärungsbedingten Beschwerden zur Linderung geeignet ist das bittere Tausendgüldenkraut. Zubereitung und Anwendung siehe Appetitlosigkeit, Seite 79 f. Auch die Mischung zu gleichen Teilen aus Tausendgüldenkraut, Pfefferminzblättern und Thymiankraut (Aufguss mit zwei Teelöffeln auf einem Viertelliter Wasser, fünf bis zehn Minuten ziehen lassen) ist gut geeignet. Die Anwendung beider Tees erfolgt am besten kurmäßig zwei bis drei Wochen. Zwei bis drei Tassen täglich trinken. Bittertees 30 Minuten vor der jeweiligen Mahlzeit lauwarm, ungesüßt und schluckweise trinken. Da die Sekretion von Magensaft und -säure angeregt wird, sollten sie nicht bei Gastritis oder Magen-Darm-Geschwüren eingesetzt werden, in der Schwangerschaft und bei Gallensteinen nur nach Absprache.
- Auch die Mischung aus Pfefferminzblättern und Thymiankraut zu gleichen Teilen kann gärungsbedingte Magen- und Darmbeschwerden lindern. Man bereitet einen Aufguss mit zwei Teelöffeln auf einem Viertelliter Wasser. Bei akuten Beschwerden bis zu drei Tassen täglich nach den Mahlzeiten ungesüßt trinken. Bei Gallensteinen oder Bluthochdruck nur nach Absprache mit dem Arzt.

- Ebenso kann Pfefferminztee allein häufig gärungsbedingte Blähungen, einen verstimmten Magen, Magenkrämpfe, Magendruck und Übelkeit lindern. Man bereitet einen Aufguss mit zwei Teelöffeln auf einem Viertelliter Wasser. Dreimal täglich nach oder zwischen den Mahlzeiten eine Tasse Tee ungesüßt trinken.
- Sind die Verdauungsbeschwerden nervösen Ursprungs, ist Melisse das Mittel der Wahl. Je nach Art der Beschwerden zusätzlich zu einem der oben angeführten Tees täglich zwei bis drei Tassen Melissentee (Aufguss mit zwei Teelöffeln auf einem Viertelliter Wasser) trinken.
- Ist bei nervösen Verdauungsbeschwerden die Darmschleimhaut gereizt, eignet sich die Teemischung von Kamillenblüten und Melissenblättern zu gleichen Teilen (Aufguss mit zwei Teelöffeln auf einem Viertelliter Wasser). Mehrmals täglich eine Tasse ungesüßt trinken. Ein Eibischwurzelkaltauszug (zwei Teelöffel auf einen Viertelliter Wasser) lindert zusätzlich mögliche Reizungen. Abwechselnd mit dem Kamillen-Melissen-Tee zwei Tassen täglich trinken.
- Zur Linderung infektiöser Magen-Darm-Beschwerden siehe Durchfall, Seite 85 ff.

Tipp: Darauf sollten Sie achten

Jede länger anhaltende Verdauungsschwäche beeinträchtigt unsere Gesundheit: Zum einen bilden sich zunehmend Giftstoffe im Darm, zum anderen wird die Aufnahme von Nährstoffen erschwert. Suchen Sie daher bald einen erfahrenen Arzt oder Heilpraktiker auf, der Ihnen weiterhelfen wird.

Völlegefühl siehe Magendruck

Verbrennung

Hitzeschäden der Haut durch Flammen, heiße feste Gegenstände oder eine heiße Flüssigkeit gehören zu den häufigsten Hautverletzungen. Großflächige und schwere Verbrennungen (3. Grades), bei denen Gewebe abstirbt, müssen unverzüglich ärztlich behandelt werden. Leichtere Verbrennungen mit Hautrötung und brennenden Schmerzen (1. Grades) sowie zusätzlicher Blasenbildung (2. Grades) sollten sofort für zehn bis 15 Minuten unter fließendes kaltes Wasser gehalten werden. Öffnen Sie kleine Blasen nicht, sie stellen einen sterilen körpereigenen Verband dar. Im Anschluss legen Sie kühle Umschläge mit einer Hamamelisabkochung (siehe Sonnenbrand, Seite 132 f.) an, das fördert die Heilung. Auch wässrige Hamamelisfertigpräparate sind geeignet. Zur Nachbehandlung von Verbrennungen eignen sich homöopathische Hamamelissalben.

Verstopfung siehe Hämorrhoiden

Verstauchung, Verrenkung

Meist im Zusammenhang mit sportlichen Aktivitäten kommt es hier zu einer starken Drehung oder Überdehnung der Bänder und Sehnen eines Gelenks. Beispiele dafür sind Umknicken des Fußes oder Verdrehen des Kniegelenks. Das betroffene Gelenk schwillt an, ist druckempfindlich und in seiner Funktion eingeschränkt. Oft zeigen sich Blutergüsse. Wichtig ist vor einer Selbstbehandlung, den Schweregrad der Verletzung von einem Fachmann beurteilen zu lassen. Falsch be-

Tipp: So kühlen Sie richtig
Zur Kühlung können Sie Eis oder gelhaltige Packungen verwenden, die man in der Apotheke erhält und im Tiefkühlfach aufbewahren kann. Legen Sie ein Tuch zwischen Kühlpackung und Haut, damit es nicht zu Erfrierungen kommt. 20 Minuten kühlen, dann eine mindestens ebenso lange Pause einlegen, dann wieder kühlen, insgesamt mehrere Stunden lang. In den Pausen legen Sie kühle Arnikatinkturumschläge an (siehe Bluterguss, Seite 65).

handelte Verletzungen, etwa ein Bänderanriss, können zu Folgeschäden und dauerhaften Funktionseinschränkungen führen.

Allerwichtigste Maßnahme bei Verstauchung, Verrenkung, Bluterguss, Prellung und Quetschung ist Kühlen. Dadurch wird die Schwellung eingedämmt. Das verletzte Gelenk sollte hochgelagert und nicht belastet werden.

Über Nacht lassen Sie einen Arnikaumschlag einwirken. Am zweiten Tag fahren Sie mit kühlen Arnikaumschlägen fort, die Sie mit kühlen Hamamelisumschlägen abwechseln, die ebenfalls abschwellend wirken. Verwenden Sie hierfür eine Hamamelisrinden- oder -blätterabkochung (Abkochung mit zwei Esslöffeln Rinde oder Blätter auf einem Viertelliter Wasser). Nach Abklingen der akuten Erscheinungen können Sie handelsübliche Fertigpräparate anwenden.

Wechseljahrsbeschwerden

Das Klimakterium bedeutet für die Frau eine Zeit hormoneller und psychischer Umstellung. Ein Lebensabschnitt geht zu Ende, ein neuer beginnt. Zu den möglichen Beschwerden gehören Reizbarkeit, Hitzewallungen, Depressionen, nervöse Herzbeschwerden, Schweißausbrüche und Kopfschmerzen. Frauen, die dem neuen Lebensabschnitt positiv gegenüberstehen, leiden meist weniger unter den Beschwerden als Frauen, die sich in ihrem Wert (als Frau) stark verunsichert fühlen und Angst vor dem Alter haben.

In der Hausapotheke verfügen wir für die oben genannten Beschwerden über einige mild wirkende Heilkräuter, die zuweilen Linderung verschaffen können.

Bei verstärkter Schweißneigung ist Salbeitee geeignet. Im akuten Fall zwei bis drei Tassen täglich trinken (Aufguss mit zwei Teelöffeln auf einem Viertelliter Wasser).

Allgemein entspannend und ausgleichend wirkt Melissentee. Man trinkt ihn kurmäßig mehrere Wochen lang oder bei akutem Bedarf drei bis vier Tassen täglich (Aufguss mit zwei Teelöffeln auf einem Viertelliter Wasser). Besteht Reizbarkeit oder eine Neigung zu Krämpfen ist die Mischung Melisse und Kamille zu gleichen Teilen besser geeignet. Zubereitung und Anwendung wie Melissentee.

Weißfluss siehe Scheidenentzündung

Windeldermatitis

Windeldermatitis ist die häufigste Hauterkrankung im Säuglings- und Kleinkindalter. Die zarte Babyhaut wird im Anal- und Genitalbereich durch Kontakt mit Urin oder Stuhl gereizt, so dass es zur Hautrötung, zu Juckreiz, zuweilen auch zur Bläschenbildung kommt. Begünstigt wird das Entstehen des Ausschlags durch das Anschwellen der Oberhaut in der

Allgemeine Ratschläge

- Halten Sie die befallenen Stellen trocken, und befreien Sie das Kind so oft wie möglich von der Windel, damit Luft an die geschädigte Haut kommt.
- Hat das Baby trockene Haut, verwenden Sie einen mit Babyöl getränkten Wattebausch zur Reinigung, keinesfalls scharfe Reinigungslotionen. Tupfen Sie die Haut im Windelbereich vorsichtig trocken, oder föhnen Sie sie.
- Achten Sie auch darauf, ob Ihr Kind vielleicht die eine oder andere Speise nicht verträgt. Manche Kinder reagieren zum Beispiel auf Zitrusfrüchte mit einer Entzündung in der Windelregion.
- Nicht selten kommt es zum Pilzbefall der vorgeschädigten Haut. In diesem Fall wird der Kinderarzt eine entsprechende Salbe verordnen.

windelbedingten feuchten Wärme. Die Entzündung kann sich auf den ganzen Windelbereich ausbreiten. Nicht selten begünstigen eine neurodermitische oder seborrhoische (gesteigerte Talgdrüsenproduktion) Veranlagung das Entstehen der Entzündung.

Zwei Heilpflanzen aus der Hausapotheke sind hier zur Linderung geeignet: Kamille zur Linderung der Entzündung und Hamamelis aufgrund ihrer zusammenziehenden Wirkung. Die Anwendung erfolgt in Form von Bädern oder Umschlägen sowie von Fertigpräparaten (wässrige Lösungen). Zubereitungshinweise finden Sie unter Ekzem, Seite 87 ff. Salben und Cremes sind zur Behandlung nicht geeignet.

Wunden

Es versteht sich von selbst, dass jede größere, tiefere oder stark blutende Hautverletzung ärztlicher Versorgung bedarf. Bei kleineren oberflächlichen Schürf- oder Stichwunden wirkt Hamamelis aufgrund seiner adstringierenden Eigenschaft sehr gut. Grundsätzlich besteht allerdings für jede Wunde Infektionsgefahr. Kochen Sie daher zunächst einen halben Liter Wasser zugedeckt mindestens 15 Minuten ab, und geben Sie dann erst ein bis zwei Esslöffel Hamamelisrinde hinein. Anschließend weitere 15 bis 20 Minuten auf kleiner Flamme kochen lassen. Auf diese Weise töten Sie die im Wasser befindlichen Keime ab. Tränken Sie eine sterile Kompresse mit der lauwarmen bis kalten Abkochung, und legen Sie sie auf die Wunde. Wechseln Sie die Umschläge mehrmals täglich. Benutzen Sie dafür nur sterile und luftdurchlässige Kompressen, Binden oder Pflaster. Beginnt die Verletzung zu heilen, sollte kein Verband mehr angelegt werden, zumindest während Sie schlafen. Wird die Wunde bereits von neuer Haut bedeckt, können Sie regelmäßig eine Hamamelislotion auftragen, um die Bildung von neuem Gewebe zu unterstützen.

Auch Hautrisse, Mundwinkelrhagaden sowie raue und rissige Hände können mit der Abkochung behandelt werden. Hamamelislotionen, -salben und -cremes sind hier allerdings besser geeignet.

Leichtere Blutungen infolge von kleineren Verletzungen im Mund- und Zahnbereich können mit Hamamelis erstaunlich gut behandelt werden. Für Spülungen kommt eine Abkochung mit der Rinde oder den etwas milder wirkenden Blättern in Frage. Köcheln Sie zehn bis 15 Minuten zwei Teelöffel Rinde oder drei Teelöffel Blätter in einem Viertelliter

Wasser auf kleiner Flamme. Mehrmals täglich mit der lauwarmen Abkochung spülen. Zusätzlich können Sie Hamamelis in der homöopathischen Potenz D2 einnehmen, mehrmals täglich eine Gabe.

Zahnfleischentzündung

Die Entzündung der Zahnschleimhaut führt zu Rötung und Schwellung des Zahnfleischrandes, zu kleineren Blutungen sowie Schmerzen. Zu den zahlreichen möglichen Ursachen gehören zu heiße Speisen, Bakterien im Zahnbelag, Zahnstein, schlecht sitzende Prothesen und Vitaminmangel. Der häufigste Auslöser sind bakterielle Zahnbeläge (Plaques), die sich wie ein Häutchen um den Zahn legen.

Vorzugsweise siedeln sich Plaques dort an, wo sich bereits Zahnstein abgelagert hat: am Zahnfleischrand und in den Zahnzwischenräumen.

Allgemeine Ratschläge

- Wenn Ihr Zahnfleisch häufig blutet, steht ein Zahnarztbesuch an. Überhaupt sollte Zahnstein zweimal jährlich vom Zahnarzt entfernt werden.
- Ebenso wichtig ist eine gründliche tägliche Mundhygiene – dreiminütiges Zähneputzen nach jeder Mahlzeit und die regelmäßige Reinigung der Zahnzwischenräume mit Hölzchen oder Zahnseide, besonders wenn Sie bereits Probleme mit dem Zahnfleisch haben oder zu Entzündungen neigen.
- Bei Neigung zu Zahnfleischbluten eine weiche Zahnbürste verwenden.

- Bei einfachen Entzündungen helfen Spülungen mit Kamille, Salbei und Hamamelis meist recht zuverlässig. Wenden Sie die Heilkräuter abwechselnd an. Rezepturen finden Sie unter Rachenentzündung, Seite 126, und Angina, Seite 77f. Bei anderen Auslösern, wie schlecht sitzenden Zahnprothesen oder Zahnstein, kommen diese Anwendungen für eine Linderung bis zum nächsten Zahnarztbesuch in Frage, bei dem die Prothese besser angepasst und vorhandener Zahnstein entfernt werden sollte.
- Oft kommt es bei einer Zahnfleischentzündung zu kleineren Blutungen, etwa beim Zähneputzen oder bei dem Biss in ein »knackiges« Nahrungsmittel. Aufgrund ihrer blutstillenden Eigenschaft eignet sich Hamamelis hier ganz hervorragend (siehe Wunden, Seite 140 f.).

Zahnungsbeschwerden

Kinder leiden oft ganz beträchtlich unter dem Durchbrechen der ersten oder zweiten Zähne. Kleinkindern hilft oft, wenn man einen Tropfen ätherisches Kamillenöl auf den Finger gibt und dieses sanft in das Zahnfleisch massiert. Kamillenöl ist kaum hautreizend. Ältere Kinder sollten mit einem Hamamelisaufguss (zwei Teelöffel Blätter oder Rinde auf einen Viertelliter Wasser) mehrmals täglich lauwarm spülen. Bei Entzündungen des Zahnfleischs zusätzlich mit Kamillenaufgussspülungen abwechseln (zwei Teelöffel Blüten auf einen Viertelliter Wasser).

Zusätzlich können Sie drei- bis fünfmal täglich eine Gabe Chamomilla D6 verabreichen, besonders wenn das Kind reizbar und überempfindlich ist.

Erweiterungsvorschläge der Hausapotheke nach speziellen Anfälligkeiten

Wenn Sie häufig oder chronisch an bestimmten Krankheiten leiden oder für bestimmte Beschwerden anfällig sind, sollten Sie die Hausapotheke gezielt um einige spezifisch wirksame Heilkräuter erweitern. Oftmals sind hier Teemischungen besser geeignet als einzelne Pflanzen. Bei ernsten oder chronischen Erkrankungen sollte ihr Einsatz nur begleitend nach Absprache mit Ihrem Arzt oder Heilpraktiker erfolgen! Geordnet wurden die Krankheiten nach dem Bereich ihres Auftretens. Sie finden Bluthochdruck also unter Herz-Kreislauf-Erkrankungen.

Atemwegserkrankungen

- **Chronische, festsitzende Bronchitis mit wenig Auswurf:** Königskerzenblüten/Wollblumenblüten (reizlindernd und schleimlösend) und Primelwurzel/Schlüsselblumenwurzel (auswurffördernd, schleimlösend). Aufguss mit zwei Teelöffeln der Mischung zu gleichen Teilen; dreimal täglich eine Tasse.
- **Chronische Bronchitis mit geschwächtem Allgemeinbefinden:** Alantwurzel (krampf-, schleimlösend, kräftigend) und Thymiankraut. Aufguss mit ein bis zwei Teelöffeln der Mischung zu gleichen Teilen; dreimal täglich eine Tasse (bitter).

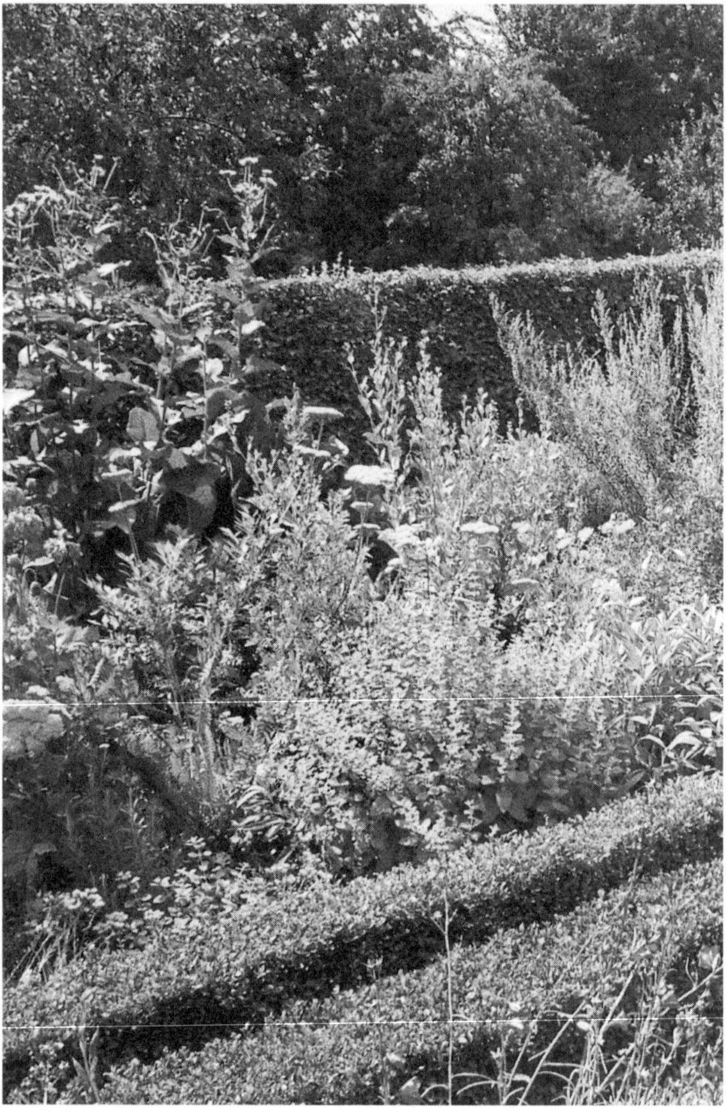

- **Krampf- und Keuchhusten:** Efeublätter (krampflösend, beruhigend); ein Teelöffel auf einen Viertelliter Wasser, zwei Minuten kochen, fünf Minuten ziehen lassen, ein bis zwei Tassen täglich.
- **Asthma, Keuchhusten, Krampfhusten:** Thymian- und Sonnentaukraut (krampflösend) zu gleichen Teilen mischen. Aufguss mit zwei Teelöffeln; dreimal täglich eine Tasse. Zusätzlich zwei bis drei Tassen Eibischwurzeltee täglich.
- **Kehlkopfentzündung:** Eibischwurzel, Königskerzenblüten, Bibernellwurzel (schleimlösend). Aufguss mit zwei Teelöffeln der Mischung zu gleichen Teilen; dreimal täglich eine Tasse, auch damit gurgeln.

Frauenbeschwerden

Mönchspfefferfrüchte *(Vitex agnus castus)* sind nachgewiesenermaßen hormonell regulierend bei prämenstruellem Syndrom und klimakterischen Beschwerden. Die Wirkung setzt erst nach acht bis zwölf Wochen ein.

Präparate lassen Sie sich am besten von Ihrem Frauenarzt verschreiben. Günstig ist häufig die Kombination mit dem amerikanischen Wanzenkraut *(Cimicifuga racemosa)*, das bei den gleichen Beschwerden hilft.

Kräftigung

Von Bedeutung sind hier vor allem Heilpflanzen und deren Zubereitungen, die der allgemeinen Kräftigung älterer Menschen dienen.

Ginsengwurzel (vitalisierend, harmonisierend, stärkend). Im Fachhandel werden Präparate höchst unterschiedlicher Qualität angeboten. Erkundigen Sie sich in Ihrer Apotheke nach hochwertigen Präparaten! Sie sollten kurmäßig drei Monate lang angewendet werden.

Taigawurzel/Eleutherococcus (abwehrstärkend, kräftigend). Der vitalisierende Effekt ist nicht so ausgeprägt wie der des Ginseng.

Beide Pflanzen sollten bei fiebrigen Erkrankungen, Hypertonie und Arteriosklerose nur nach Absprache angewendet werden.

Auch Knoblauch hat eine nachgewiesene stärkende Eigenschaft (siehe Herz- Kreislauf-Erkrankungen, unten).

Hauterkrankungen

Für Hauterkrankungen sind Sie mit Kamille, Hamamelis und Eibisch bestens gerüstet, auch für eine begleitende Therapie bei hartnäckigen Beschwerden.

Herz-Kreislauf-Erkrankungen

- **Arteriosklerose:** Knoblauch (arteriosklerosevorbeugend, gefäßerweiternd, cholesterin- und blutdrucksenkend). Zur Vorbeugung am besten täglich drei Zehen frisch essen. Eventuell in einem Achtelliter Milch kochen, durchseihen und die Milch trinken. Auch Knoblauchtinktur dreimal 20 Tropfen als Kur; sechs bis acht Wochen lang ist geeignet.

- **Durchblutungsförderung, arterielle:** Gingkoblätter (gefäßerweiternd, durchblutungssteigernd). Fertigpräparate nach Verordnung einnehmen. Zusätzlich Knoblauch, siehe oben.
- **Herzbeschwerden, nervöse:** Melissenblätter, Weißdornblüten und -blätter, Herzgespannkraut (beruhigend-ausgleichend) zu gleichen Teilen mischen. Aufguss mit ein bis zwei Teelöffeln; morgens und abends eine Tasse trinken, auch als Monatskur.
- **Herzschwäche:** Weißdornblüten und -blätter (herzstärkend, blutdruckregulierend). Aufguss mit zwei Teelöffeln, 20 Minuten ziehen lassen und kurmäßig zwei Monate lang zwei bis drei Tassen täglich trinken. Alternativ dazu: Weißdorntinktur dreimal zehn bis 20 Tropfen sechs Wochen kurmäßig einnehmen.
- **Hypertonie (Bluthochdruck):** Mistel (blutdruckregulierend). Zwei bis vier Teelöffel kalt ausziehen, zwei Tassen täglich trinken. Alternatives Teerezept bei leichter Hypertonie: Weißdornblüten, Mistelkraut, Melissenblätter zu gleichen Teilen mischen. Aufguss mit zwei Teelöffeln; morgens und abends eine Tasse trinken. Zusätzlich Knoblauch, siehe oben.
- **Hypotonie (niedriger Blutdruck):** Rosmarinblätter (durchblutungsfördernd, tonisierend). Aufguss mit ein bis zwei Teelöffeln; morgens, bei Bedarf auch mittags eine Tasse. Zusätzlich Ginsengwurzel (tonisierend, kräftigend).
- **Venöse Erkrankungen (Krampfadern):** Rosskastaniensamen (venentonisierend, ausschwemmend), Steinkleekraut (venentonisierend, lymphabflussanregend), Weißdornblüten und -kraut sowie Schafgarbenkraut (tonisierend, diuretisch, verdauungsfördernd) zu gleichen Teilen mischen.

Aufguss mit zwei Teelöffeln davon zweimal täglich eine Tasse, kurmäßig vier Wochen. Alternativ dazu die Tinkturmischung aus Rosskastanie, Ringelblume, Hamamelis, Weißdorn und Schafgarbe; zwei Wochen dreimal 20 Tropfen in ein wenig Wasser vor dem Essen einnehmen.

Leber- und Galleerkrankungen

- **Leberkrankheiten, chronische:** Mariendistel (leberschützend, leberregenerierend, verdauungsanregend). Aufguss mit einem Teelöffel zerquetschten Früchten. Kurmäßig zwei bis drei Monate drei Tassen täglich, 30 Minuten vor den Mahlzeiten trinken.
- **Gallensteine:** Artischockenblätter (Anregung von Gallenblase und Leber, cholesterinsenkend). Vom Presssaft mehrmals täglich einen Teelöffel vor dem Essen, vom Extrakt dreimal täglich 20 Tropfen vier Wochen kurmäßig einnehmen.
- **Gallensteinvorbeugung:** Löwenzahn (Anwendung siehe Rheumatische Erkrankungen, Seite 150 f.).
- **Gallenblasenbeschwerden, funktionelle:** Erdrauchkraut (galleregulierend). Aufguss mit ein bis zwei Teelöffeln, zwei bis drei Tassen täglich.

Nerven- und Schlafstörungen

- **Beruhigend, gut für Kinder geeignet:** Melissenblätter, Johanniskraut und Orangenblüten zu gleichen Teilen mischen. Aufguss mit ein bis zwei Teelöffeln, zwei Tassen täglich trinken.

- **Depression, Neigung zur:** Johanniskraut (antidepressiv, entspannend). Aufguss mit zwei Teelöffeln auf einem Viertelliter Wasser, kurmäßig zwei bis drei Monate morgens und abends eine Tasse. Johanniskraut macht lichtempfindlich, daher längere Aufenthalte im prallen Sonnenlicht in dieser Zeit meiden.
- **Schlafstörungen:** Baldrianwurzel (beruhigend, schlaffördernd) mit Hopfenblüten (beruhigend, schlaffördernd, verdauungsanregend) zu gleichen Teilen mischen. Aufguss mit zwei Teelöffeln davon, eine Tasse vor dem Schlafengehen trinken.
- **Schlaftee:** 25 Gramm Baldrianwurzel, 15 Gramm Hopfenzapfen, 20 Gramm Melissenblätter, 20 Gramm Passionsblumenkraut und zehn Gramm Waldmeisterkraut mischen. Aufguss mit ein bis zwei Teelöffeln, eine Tasse vor dem Schlafengehen.

Nieren-, Blasen-, Prostataerkrankungen

- **Akuter Blasenkatarrh:** Bärentraubenblätter (harndesinfizierend). Kaltauszug mit einem Teelöffel, zwölf bis 24 Stunden lang. Eine Woche zwei bis drei Tassen täglich lauwarm trinken. Wichtig dabei ist, zur Alkalisierung des Harns mit jeder Tasse Tee eine Messerspitze Speisenatron einzunehmen, da die Bärentraubenblätter ihre volle Wirkung nur bei alkalischem Harn entfalten.
- **Nierenerkrankungen:** Orthosiphonblätter (vermehrte Ausscheidung nierenpflichtiger Stoffe, leicht entwässernd). Aufguss mit zwei Teelöffeln, 30 Minuten ziehen lassen; ein bis drei Tassen täglich.

- **Nierenerkrankungen (nicht akut):** Goldrutenkraut (nierenleistungsanregend, entwässernd). Aufguss mit zwei Teelöffeln, zwei bis drei Tassen täglich.
- **Prostatabeschwerden:** Kürbiskerne (blasenmuskeltonisierend, schließmuskelentspannend). Dreimal täglich einen Esslöffel in Apfelmus, Milch, Müsli oder Jogurt. Zusätzlich Pappelknospen (abschwellend, schmerzlindernd); Aufguss mit einem Teelöffel auf einem Viertelliter Wasser; zwei Wochen zwei Tassen täglich trinken.

Rheumatische Erkrankungen

- **Chronische rheumatische Erkrankungen:** Teufelskrallenwurzel (entzündungshemmend, antirheumatisch, leicht schmerzlindernd, verdauungs- und stoffwechselanregend). Kaltauszug mit einem Teelöffel; vor dem Mittag- und Abendessen trinkwarm eine Tasse, kurmäßig vier Wochen. Der Tee ist sehr bitter, daher nicht bei Magen-Darm-Geschwüren oder Gallensteinen anwenden.
- **Zur Umstimmung und Stoffwechselanregung bei chronischen rheumatischen Krankheiten:** Löwenzahn (stoffwechselanregend, fördert die Tätigkeit von Leber und Niere). Ein bis zwei Teelöffel Kraut und Wurzel eine Minute köcheln und zehn Minuten ziehen lassen. Vier Wochen morgens und abends eine Tasse trinken. Nicht bei Leber- und Gallenleiden anwenden, bei Magenempfindlichkeit sind Schleimhautreizungen möglich.
- **Umstimmende Frühjahrs- und Herbstkur bei rheumatischen Krankheiten:** Im Frühjahr einen Esslöffel Brennnesselsaft (entwässernd, verdauungsanregend) dreimal täglich

vier Wochen lang einnehmen oder Brennnesselteeaufguss mit zwei Teelöffeln; zwei bis drei Tassen täglich.
Im Herbst Wacholderbeeren (entwässernd, desinfizierend, stoffwechselanregend). Aufguss mit einem Teelöffel, vier Wochen morgens und abends eine Tasse.
Nicht länger als vier Wochen und nicht in der Schwangerschaft anwenden. Bei längerer Einnahme sind Nierenreizungen möglich.

- **Bei chronisch-rheumatischen Beschwerden zur äußerlichen Schmerzlinderung, nicht bei akuten Entzündungen oder Nervenschmerzen:** Heublumensack (schmerzlindernd, durchblutungsfördernd). Zwei Minuten in siedendem Wasser einweichen, dann so heiß wie möglich auflegen, etwa 40 Minuten (Vorsicht Verbrennungsgefahr!). Selten sind allergische Reaktionen möglich.
- **Leicht schmerzlindernder, entwässernder, bitterer Rheumatee:** Spierstaudenblüten, Schafgarbenkraut und Schachtelhalmkraut zu gleichen Teilen mischen. Aufguss mit zwei Teelöffeln, vier Wochen lang morgens und abends eine Tasse trinken.

Verdauungsbeschwerden

- **Appetitförderung für Kinder ab drei Jahren:** Kalmuswurzel (appetit- und verdauungsanregend, kräftigend). Einen Teelöffel Wurzel in einem Viertelliter Wasser sechs Stunden lang kalt ausziehen und anschließend bis zum Sieden erhitzen; durchseihen und zweimal täglich eine Tasse Tee eine halbe Stunde vor dem Essen schluckweise ungesüßt trinken.

Alternativ dazu zehn Tropfen Tinktur vor dem Essen in etwas Wasser, zwei Wochen lang.

- **Blähungen von Säuglingen und Kleinkindern:** Fenchelfrüchte (blähungshemmend, krampfstillend). Aufguss mit einem Teelöffel zerstoßener Früchte; dreimal täglich einem Esslöffel der Flaschennahrung beigeben oder vor dem Essen einflößen. Fertige Fenchelhonigpräparate erhält man in der Apotheke.
- **Blähungsneigung allgemein:** Kümmelfrüchte, zerstoßen (blähungshemmend, krampflindernd, appetitfördernd). Aufguss mit ein bis zwei Teelöffeln, zwei- bis dreimal täglich eine Tasse. Wenn Sie stark unter Blähungen leiden, können Sie die Kümmelfrüchte zu gleichen Teilen auch den Heilkräutern der Verdauungsrezepte im Beschwerdenteil beimischen.
- **Durchfall von Kindern, aber auch für Erwachsene mit empfindlichem Darm geeignet:** Getrocknete Heidelbeeren (zusammenziehend, giftbindend, bakterienhemmend). Abkochung von drei Esslöffeln leicht gequetschten Beeren mit einem halben Liter Wasser; mehrmals täglich schluckweise eine Tasse warmen Tee trinken. Für Kleinkinder dosieren Sie esslöffelweise. Geben Sie die wie oben angefertigte Abkochung in ein fest verschließbares, sauberes Gefäß, und verabreichen Sie Ihrem Kind davon drei- bis fünfmal täglich ein bis zwei Teelöffel. Fertige Lösungen für die Kleinkindbehandlung erhalten Sie auch in der Apotheke.
- **Verstopfung:** Dörrobst (Kinder zwei bis drei Pflaumen und eine Feige, Erwachsene je nach Stärke der Beschwerden fünf bis zehn Pflaumen und eine Feige) über Nacht einweichen, morgens die Flüssigkeit trinken und die Früchte essen.

- **Entschlackungstee, diätunterstützend:** Löwenzahnwurzel, Schachtelhalmkraut, Schlehdornblüten, Ringelblumenblüten und Pfefferminzblätter zu gleichen Teilen mischen. Aufguss mit zwei Teelöffeln davon, zwei bis drei Tassen täglich, zwei Wochen lang.

Register